Knaur

Über die Autorin:

Ulrike Schwemmer hat Philosophie und Germanistik studiert. Ihre journalistische Laufbahn begann als Volontärin beim Rundfunk im Wissenschaftsressort. Nach ihrem Volontariat war sie sowohl für den Rundfunk als auch für eine große deutsche Tageszeitung tätig. Seit sechs Jahren arbeitet sie als freie Medizinjournalistin und Buchautorin über Gesundheitsthemen. Spezialisiert hat sie sich auf vorbeugende Gesundheitsmaßnahmen und Naturheilkunde. Sie ist Mitglied im Kollegium der Medizinjournalisten.

Ulrike Schwemmer

Heilkraft Pflanzenöle

Natürlich und sanft entgiften
Die heilende Kraft des Pflanzenöls

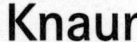
Knaur

Besuchen Sie uns im Internet:
www.droemer-knaur.de

Originalausgabe März 1999
Copyright © 1999 bei Droemersche Verlagsanstalt
Th. Knaur Nachf., München
Redaktion: Maryna Zimdars
Umschlaggestaltung: Agentur ZERO, München
Satz: Ventura Publisher im Verlag
Druck und Bindung: Ebner Ulm
Printed in Germany
ISBN 3-426-82252-0

5   4   3   2   1

Inhalt

Vorwort: Die Heilkraft der Öle

Wir leben in einer schnellebigen Zeit, die immer anspruchsvoller und belastender ist, da sie uns ständig mehr abverlangt. Oft haben weder der Mensch noch sein Organismus die Möglichkeit, mit den laufend wachsenden Anforderungen Schritt zu halten. Streß als Krankheitsauslöser ist in aller Munde. Dabei ist bis heute noch nicht eindeutig geklärt, welche gesundheitlichen, das heißt physischen und psychischen Auswirkungen Streß eigentlich hat: Hohe Anforderungen im Beruf, Angst vor dem Verlust des Arbeitsplatzes, Belastungen innerhalb der Familie, Umweltbelastungen infolge von Smog, Abgasen, negativen Strahlen, Ozonbelastung, Beeinträchtigung der täglichen Nahrungsmittel – alle diese Alltagsbelastungen können Ihre Gesundheit beeinträchtigen, wobei bis heute das gesamte Ausmaß nicht absehbar ist.

Deutlich ist die Zunahme bestimmter Zivilisationserkrankungen erkennbar, Krankheiten, die vorwiegend in hochentwickelten Industrienationen auftreten: dazu gehören Herz-Kreislauferkrankungen, Diabetes mellitus Typ 2, bestimmte Formen der Krebserkrankung und als relativ neues, wissenschaftlich anerkanntes Krankheitsbild die Adipositas, landläufig auch als Fettsucht bekannt. Alle Erkrankungen haben eines gemeinsam: Sie sind zum größten Teil ernährungsbedingt und könnten bei einem gesunden und bewußten Ernährungsverhalten vermieden werden. Das erfordert eine große Verantwortung des einzelnen. Diese Krankheitsbilder und die damit verbundenen Folgeerkrankungen stellen eine jährliche Belastung des Gesundheitssystems in Milliardenhöhe dar. Politiker, Krankenkassen, Ärzte und Medien sind angesichts der Kostenexplosion gleichermaßen ratlos. Diskutiert werden bereits

Risikozuschläge für eigenverantwortlich herbeigeführte Gesundheitsschäden – doch wer will diesbezüglich die erforderlichen Kontrollen vornehmen?

Um so wichtiger ist es, sich mit den ernährungsbedingten Erkrankungen und gesunder Ernährung auseinanderzusetzen. Leider geistert in vielen Köpfen nach wie vor der Irrglaube, daß gesunde Ernährung einerseits einen immensen Aufwand erfordert und andererseits nicht schmeckt. Sie hat den negativen Beigeschmack von Diät, bedeutet Kasteiung und hat mit Genuß überhaupt nichts zu tun. Viele assoziieren damit noch immer das einsame und frustrierende Knabbern von trockenen Möhren und sonstigem Grünzeug sowie handverlesenen Körnern. Dabei hat gesunde Ernährung nichts mit notorischem Verzicht auf Genuß zu tun. Im Gegenteil!

Die weisen Ärzte der Antike, insbesondere Hippokrates, verstanden unter Diät (diaita) eine zweckmäßige Ernährung, die zum einen den erkrankten Körper wieder gesund werden läßt und die zum anderen wesentlicher Bestandteil einer gesunden Seele sein sollte:

»Eure Nahrung soll euer Heilmittel sein.
Euer Heilmittel soll eure Nahrung sein.«

Bereits Hippokrates zog Nahrungsmittel bewußt als therapeutische Mittel heran, da man schon damals wußte, daß sie über eine spezifische Bioenergie verfügen. Diese ist von Nahrungsmittel zu Nahrungsmittel sehr verschieden.

In diesem Ratgeber konzentriere ich mich auf einen wesentlichen Bestandteil der Ernährung, nämlich auf das Nahrungsfett Öl. Neueste Studien zeigen, daß unter ernährungstechnischen Gesichtspunkten Fett nicht gleich Fett ist. So können Sie mit der Wahl der »richtigen« Hauptfettquelle Ihre Gesundheit wesentlich beeinflussen.

Doch Öle können bei weitem mehr: Sie werden zusätzlich seit Jahrtausenden als wirksame Therapeutika zur Entgiftung eingesetzt, und sie dürfen außerdem bei keiner Entspannungsmassage fehlen.

Da künftig der Eigenverantwortlichkeit des einzelnen eine größere Bedeutung zukommen wird, die damit beginnt, möglichst gar nicht erst krank zu werden, lernen Sie in diesem Ratgeber einen genußvollen Weg zur Erhaltung Ihrer Gesundheit und zur Therapie bestimmter Erkrankungen kennen. Öle spielen in diesem Zusammenhang eine entscheidende Rolle, denn sie sind gleichermaßen Prophylaxe und Heilmittel.

Wissenswertes über Pflanzenöle

Ein Blick in die Vergangenheit

Die Geschichte des Öls reicht bis weit in die Antike zurück und ist seit Jahrtausenden Bestandteil religiösen und weltlichen Lebens. Viele der in der Bibel beschriebenen Bräuche und Traditionen spielen in der Kirche heute noch eine herausragende Rolle. Die Bedeutung des Öls, es handelte sich dabei fast ausschließlich um Olivenöl, ist in zahlreichen antiken und religiösen Schriften nachzulesen und in vielen künstlerischen Abbildungen dokumentiert.

Kostbarkeit Öl

In biblischen Zeiten war Öl das Kostbarste, was es überhaupt gab, in den Halbwüsten und schwer zu bewirtschaftenden Landstrichen war das flüssige Gold wertvoller als Perlen und Edelmetalle.

Die Könige des Alten Testaments, König David und König Salomon, bestiegen als »Gesalbte« ihren Thron. Die Salbung war ein wesentlicher Bestandteil des Inthronisationsritus. Man gab den gekrönten Häuptern mit duftenden Essenzen versetztes Olivenöl auf Haupt und Glieder, denn durch diese Salbung wurde der Mensch erst zu dem Menschen, der umsichtig, verantwortungsbewußt und sanft in der Lage war, sein Volk zu führen und zu regieren.

Im ältesten Buch der Geschichte, der Bibel, finden sich zahlreiche Beschreibungen einer Pflanze, die so alt ist wie das Menschengeschlecht.

Der Ölbaum – ein Symbol

Im 1. Buch Mose finden Sie die Geschichte von Noah, der eine Taube aussandte, die mit einem Ölzweig zurückkehrte. Da wußte Noah, daß die Flut sank und er bald zurückkehren konnte. Seit damals gilt der Olivenzweig als Symbol des Friedens.

Im 5. Buch Mose wird das verheißene Land als ein Land beschrieben, in dem »Weinstöcke, Feigenbäume, Olivenbäume und Honig wachsen«. Hier gilt der Ölbaum als Symbol für Reichtum, der Verlust der wertvollen Bäume bedeutete eine harte Strafe. So nachzulesen in Moses' Prophezeiung an das ungehorsame Volk Israel, wo es heißt: »Ölbäume wirst du haben in deinen Grenzen, aber du wirst dich nicht salben mit Öl, denn dein Ölbaum wird ausgerissen werden.«

Salbungen als Zeremonie

An der Stelle, an der Jesus seine letzte Salbung erhielt und die sich nach christlichem Glauben in Jerusalem in der Grabeskirche befindet, wird jedes Jahr zu Ostern die rituelle Salbung Jesu nachvollzogen. Der christliche Glaube verheißt ebenfalls, daß am Ende aller Zeiten ein Mensch kommen soll, den man den »Gesalbten Gottes« nennen würde, den Messias, den »König aller Könige«, den Heiland. Auch heute sind Salbungen noch ein wesentlicher Bestandteil kirchlicher Zeremonien. Man knüpft in der christlichen Liturgie an die alttestamentarischen Salbungen von Königen, Priestern und Propheten an.

Die hier verwendeten Öle werden in einem feierlichen Gottesdienst mit einer genau festgelegten Zeremonie, vorzugsweise am Gründonnerstag, vom Bischof geweiht.

Als geeignete Öle kirchlicher Salbungen gelten Olivenöl und manchmal auch andere hochwertige Pflanzenöle. Die katholische Kirche nimmt bis heute folgende Salbungen mit geweihtem Öl vor:

- Neugetaufte werden gesalbt und damit in die christliche Gemeinschaft aufgenommen. In der Firmung wird dieses besiegelt. Die Getauften erhalten hierdurch symbolisch die Gabe Gottes, den heiligen Geist.
- Salbungen werden auch vorgenommen, um die Wirkung des »Gebetes um Befreiung vom Bösen« zu vertiefen. Die Gesalbten sollen Sünden und Verführungen durch den Satan besser widerstehen können.
- Kranke werden gesalbt, um ihre Leiden besser zu ertragen und den Erkrankungen Widerstand entgegenbringen zu können. Die Salbung mit einem speziellen Krankenöl dient der Stärkung von Körper und Seele.

Geschichten rund um das Olivenöl

Auch in der Mythologie und Dichtung der Antike ranken sich zahlreiche Geschichten rund um das kostbare Öl.

So gab eine Olive bei der Gründung Athens den entscheidenden Ausschlag: Pallas Athene stritt sich mit ihrem Bruder Poseidon, wer denn nun der Namensgeber für die gebildetste Stadt des Altertums sein sollte. Der Herrscher des Meeres schlägt mit seinem Dreizack auf den Boden, und es entspringt eine Salzwasserquelle. Athene legt eine Olive in die Erde, und es wächst ein stattlicher Baum mit vielen Früchten. Die Göttin der Kunst und Wissenschaft lehrt die Menschen die Kunst (techne) des Webens und wie man aus den Oliven das wertvolle Öl herauspreßt, um es als Nahrungsmittel, Heilmittel und als Mittel zur Körperpflege zu verwenden.

Göttervater Zeus entscheidet den Geschwisterstreit zugunsten seiner Lieblingstochter, und sie ist bis heute die Schutzpatronin der Stadt. Ihr zugeordnet ist die Eule (Eulen nach Athen tragen) und der Olivenbaum. Der berühmte antike Bildhauer Phidias hat diese Szene festgehalten. Sie können diese Skulptur noch heute im British Museum in London besichtigen.

Auch in anderen Bereichen spielten Olivenbaum und Olivenöl eine wichtige Rolle. Als Herakles die Olympischen Spiele gegründet hatte, erhielt der Sieger immer einen Kranz aus Olivenzweigen. Die Siegesprämien bestanden damals aus zahlreichen Amphoren mit Olivenöl, die man nicht mit Geld aufwiegen konnte. Übrigens wird auch heute noch alle vier Jahre das olympische Feuer zu Beginn der Wettkämpfe mit Olivenöl entzündet.

Homer beschreibt eine spezielle Diät für die olympischen Teilnehmer, die im wesentlichen aus Speisen bestand, die mit Olivenöl zubereitet waren. Die Körper der Sportler wurden mit Olivenöl eingerieben, denn darin sah man einen wirksamen Schutz gegen Schmutz, Kälte und Sonneneinstrahlung.

Auch bei der täglichen Körperpflege durfte in der Antike das Olivenöl nicht fehlen. Griechen und Römer benutzten das Öl als Reinigungsmittel und, versetzt mit duftenden Essenzen, als Kosmetikum. Selbst in der Medizin kannte man schon damals die heilenden Wirkungen des Öls. Plinius der Ältere, ein berühmter Historiker und Naturforscher, schrieb in seinem Werk »Naturalis Historia«, das Ärzten und Wissenschaftlern bis ins 18. Jahrhundert als Wissensquelle diente, dem Öl ganz spezifische Wirkungen zu:

Natürlich wurden damals fast alle Speisen, egal ob süß oder

> »Zwei Flüssigkeiten sind es, die dem menschlichen Körper angenehm sind, innerlich der Wein und äußerlich das Olivenöl, die beide von Bäumen stammen, aber das Öl ist notwendiger.«

salzig, vorwiegend mit Olivenöl zubereitet. Zum Kochen und Backen verwendete man selten tierische Fette. Der Verbrauch an Olivenöl war so hoch, daß schon zu diesen Zeiten das hochgeschätzte Naß aus den Provinzen importiert werden mußte. Ein reger Handel begann, der allerdings mit dem Untergang des Römischen Reiches zu Ende ging. Erst im 14. Jahrhundert n. Chr. wurden die Geschäfte wieder erfolgreich aufgenommen.

Noch heute zeugt der Testaccio-Hügel im römischen Hafen Ostia von den ungeheuren Mengen importierten Öls. Dieser Hügel besteht nämlich nur aus den Scherben von Tongefäßen, die damals zum Transport des Öls benötigt wurden.

Altbewährte Heilkraft

Doch nicht nur das Abendland wußte die Heilkräfte des Öls zu schätzen. Auch das Morgenland benutzte Öl zur Wiederherstellung oder zur Erhaltung der Gesundheit. Ein inzwischen wieder modernes Beispiel ist das aus Indien stammende Ayurveda – die Wissenschaft vom Leben mit einer 5000jährigen Tradition.

Gegenstand dieser ganzheitlichen Auffassung von Leben und Gesundheit ist die Erhaltung oder Wiederherstellung einer körperlichen und seelischen Balance. Um dieses zu erreichen, bedienen sich Ärzte bis heute traditioneller Methoden.

- Ein wichtiger Bestandteil ist die richtige Ernährung, die sich individuell nach den einzelnen Typen richtet.
- Weitere Aspekte ayurvedischer Lebenshaltung sind Meditation und Entspannung – in diesem Zusammenhang spielen spezifische Ölmassagen eine entscheidende Rolle.
- Öl wird aber auch zur Entgiftung und zur Entschlackung eingesetzt. Dabei wird meistens gesättigtes Sesamöl verwendet, ein Öl, das auf 100 °C erhitzt und dann abgekühlt verwendet wird.

Bei der äußerlichen Anwendung von Öl sind Parallelen zum biblischen Gebrauch erkennbar: So steht im Ayurveda der traditionelle Königsguß bis heute für den Beginn eines Heilungsprozesses, der sich gleichermaßen auf Körper und Seele auswirkt. Nur ein »heiler«, sprich ein gesunder Mensch verfügt über eine entsprechende Sanftmut und Geschmeidigkeit des Herzens und der Seele. Er ist in der Lage, positiv auf seine Umwelt einzuwirken. Auf den Seiten 77 und 99 werden Sie mehr über die verschiedenen therapeutischen Anwendungsgebiete von Öl erfahren.

Der gesundheitliche Aspekt

Welche Bedeutung hat Öl für die Ernährung, welche Ölmassage führt zu welchem Ergebnis und wie funktioniert Entgiftung und Entschlackung durch Öl?
Erstaunt werden Sie feststellen, daß vieles, was Sie heute mit Bewunderung für den modernsten Stand wissenschaftlicher Forschung halten, bereits in grauer Vorzeit bekannt war. Nur gab es damals noch nicht die Möglichkeit, den Dingen mit wissenschaftlichen und pharmakologischen Methoden auf den Grund zu gehen. Man vertraute vielmehr alltäglichen positiven Erfahrungen – ein instinktives Wissen, welches im Zeit-

alter der High-Tech-Medizin leider fast gänzlich verlorengegangen ist. Aber die wissenschaftliche Beweisführung ist nicht minder spannend: Die Nahrung ist bis heute eine wesentliche Voraussetzung für Ihre Gesundheit. Und dies gilt insbesondere in Zeiten, in denen Sie vor einem Angebot stehen, das allen Ihren Bedürfnissen gerecht werden könnte. Wo die Industrie aber gleichzeitig künstliche Nahrungsmittel anbietet, für die Sie als Verbraucher viel Geld bezahlen müssen, damit Sie kaum noch mit nennenswerten Kalorien oder Nährstoffgehalten belastet werden, weil Schönheitsideale propagiert werden, die zu schweren Mangelerscheinungen des Organismus führen und in der Folge ernst zu nehmende Erkrankungen nach sich ziehen. In einer Zeit, die infolge von Hektik, Turbulenz und Lärm kaum noch Raum für Ruhe und Entspannung läßt, führen die meisten von Ihnen buchstäblich ein Leben von der Hand in den Mund – Fast food und konfektionierte Nahrungsmittel sind selbstverständliche Bestandteile des täglichen Speiseplans. Mangelnde Energie, Abgeschlagenheit und Gereiztheit sind nicht selten die Folgen falscher Ernährung und der Unfähigkeit, sich auch einmal eine Entspannungsphase zu gönnen. Dabei wäre es mit einer leichten Änderung der Lebensweise relativ einfach, gesund zu bleiben oder es zu werden.

Der Mensch ist, was er ißt!

Ein Streifzug durch die moderne Ernährung

Sicher wissen Sie nicht erst seit gestern, wie wichtig die richtige Ernährung für Ihre Gesundheit ist. Doch trotz umfassender Aufklärung macht nach wie vor jeder immer wieder entscheidende Ernährungsfehler, die sich höchst nachhaltig auf die Gesundheit auswirken.

Bislang ernähren sich nur vier Prozent der Bevölkerung wirklich gesund. Ein Gros ist nach wie vor der Meinung, daß allein die Tatsache, schlank zu sein, bereits ein Indikator für eine gesundheitsbewußte Lebensführung sei. Gute Vorsätze werden gefaßt, um bei nächstbester Gelegenheit wieder über Bord geschmissen zu werden. Auf Phasen der hemmungslosen Völlerei folgen reumütig die unterschiedlichsten Diäten, deren tatsächlicher Erfolg – inzwischen auch wissenschaftlich nachgewiesen – überaus fraglich erscheint. Oft sind Diäten der Anfang einer unendlichen Spirale. Vor allem dann, wenn es sich um sehr einseitige Ernährungskonzepte handelt mit Weglassen eines elementaren Bausteins, das heißt, Sie verzichten entweder vollkommen auf Fett, Kohlenhydrate oder auf Eiweiß, wodurch das schnelle Fallen der Pfunde erst einmal begünstigt zu werden scheint. Doch die Freude ist meist nur von kurzer Dauer. Haben Sie nach Wochen der Abstinenz und der Qual im Umgang mit einem höchst einseitigen Speiseplan endlich ein paar Kilo verloren und beginnen langsam wieder mit einer normalen Ernährung, dann folgt die Strafe umgehend: Neben möglichen Mangelerscheinungen infolge einer einseitigen Abmagerungskur zeigt die Waage viel zu schnell wieder eine Gewichtszunahme an. Das kommt daher, daß jeder individuelle Organismus, und jeder ist diesbezüglich ein Unikat, sein eigenes Wohlfühlgewicht hat, zu dem der Körper immer wieder zurückkehren will. Die Fachleute nennen das Setpoint. Und wenn der Körper über einen gewissen Zeitraum auf bestimmte Nahrungsmittel verzichten mußte, dann befindet er sich gewissermaßen in einem Alarmzustand.

Kaum essen Sie wieder Ihre normale Kost, verwertet der Körper vorsorglich alles, was es nur zu verwerten gibt, und versucht gewissermaßen, Depots oder Lager zu errichten, um für den nächsten eventuellen Notfall besser gerüstet zu sein. Ihr Körper entwickelt sich zu einem optimalen Futterverwerter, der möglichst alles verarbeitet und umbaut. Dies erklärt die schnelle Gewichtszunahme nach dem Einhalten von Diäten. Bedauerlicherweise nehmen Sie deshalb im Anschluß oft mehr zu als die gerade mühsam abgearbeiteten Kilos.

Die einzige Chance, Ihren Körper langfristig erfolgreich zu überlisten, besteht in einer konsequenten Änderung liebgewonnener Eßgewohnheiten. Das Ganze nennt sich dann »ausgewogene Mischkost«. Erlaubt ist alles, allein die Verhältnismäßigkeit der einzelnen Nahrungsmittel und -elemente ist ausschlaggebend. Diese Form der Ernährung ist gesund, abwechslungsreich und gewichtsreduzierend, wird aber leider nur in wenigen Haushalten konsequent durchgeführt.

Der Grundstein wird im Babyalter gelegt

Eine bedauerliche Bilanz, da bereits im Säuglingsalter festgelegt wird, ob sich jemand später immer mit überflüssigen Pfunden herumschlagen muß und vom bloßen Ansehen eines Stück Kuchens oder dem Geruch einer Weihnachtsgans schon ein Pfund zunimmt, oder ob sie oder er den Neid aller auf sich zieht, weil sich auch der anhaltende Genuß von allem, was eigentlich verboten ist, nicht in hartnäckigen Polstern an Bauch, Hüften, Po oder Oberschenkeln negativ bemerkbar macht.

Die Ernährung des Säuglings in den ersten Wochen und Monaten ist dafür ausschlaggebend, wie viele Fettzellen ein Mensch später mit sich herumträgt. Die Dehnungsfähigkeit der Zellen ist genetisch bedingt. Bei manchen Menschen kann eine Fettzelle ihre ursprüngliche Größe versiebenfachen! Hier können vom Organismus erhebliche Einlagerungen vorgenommen werden. Also könnten durch eine bewußte Ernährung bereits in diesem Stadium die richtigen Weichen gestellt werden.

Hinzu kommt die persönliche Geschmacksentwicklung. Diese manifestiert sich bis zum zehnten Lebensjahr – das bedeutet nicht, daß Sie später nicht auch noch dazulernen können. Die Ernährungsgewohnheiten innerhalb der Familie bilden die Basis für das spätere Eßverhalten. Hier wird bereits festgelegt, ob jemand gerne Fleisch ißt, mehr süß oder salzig, oder ob vielleicht gar »gesunde« Gerichte mit vielen Ballaststoffen wie Gemüse und Getreide zum wohlschmeckenden kulinarischen Angebot gezählt werden.

Von der Lern- und der Genußfähigkeit

Doch an der Gesundheitserziehung, insbesondere der ernährungsabhängigen, scheint es zu hapern. Ernährungswissenschaftler sehen darin die Ursache für die weitverbreiteten falschen Eßgewohnheiten. Dabei sind nicht nur die Zusammensetzung und die Menge der täglich aufgenommenen Nahrungsmittel ausschlaggebend, sondern ebenso das Erlernen der Genußfähigkeit. Auch das lernt der Mensch relativ früh. Aber in einer Zeit, in der infolge von Hektik und Überlastung in vielen Familien das Essen zur bloßen Nahrungsaufnahme verkommen ist, bleibt wenig Zeit für Genuß. Viele Kinder kennen keine liebevoll zubereiteten Mahlzeiten, keine gemeinsamen Essen innerhalb der Familie an einem schön gedeckten Tisch. Oft fehlt die Zeit, die Phantasie oder das Geld, um auch dem Auge die Gelegenheit mitzuessen zu geben, in Ruhe auszuwählen, langsam und genüßlich zu kauen. Die »schnelle Küche« bietet eher Fertiggerichte aus der Packung, Fast food, Finger food oder ansonsten wenig Aufwendiges. Doch auch das prägt das künftige Eßverhalten der Jugendlichen und Erwachsenen.

Vielleicht boomt gerade deshalb in Deutschland das Geschäft mit den Diäten. Frau und Mann können aus einem Angebot von rund 500 der verschiedensten Schlankheitskuren wählen, ganz nach persönlichen Vorlieben. Natürlich versprechen alle wahrliche Wunder in kürzester Zeit – möglichst ohne Aufwand und Verzicht. Fast jede Frau – und inzwischen gilt dies auch für zahlreiche Männer – hat in ihrem Leben mindestens schon drei Diäten erfolglos und frustriert hinter sich gebracht.

Die Zahlen sind nicht weiter verwunderlich: Im Durchschnitt nehmen die Bundesbürger in den alten und neuen Bundesländern 55,4 Prozent mehr Kalorien zu sich, als sie überhaupt bräuchten. Der Überschuß kann nicht mehr abgearbeitet werden, da die meisten Menschen der modernen Industrienationen eher einer Schreibtischtätigkeit nachgehen, während Berufe mit körperlicher Schwerarbeit selten geworden sind.

Die Deutschen essen zu fett, zu schwer, zu kohlenhydratreich und zuviel Fleisch und Süßigkeiten. Die Folgen sind Übergewicht und damit verbunden schwere Gesundheitsstörungen, welche sich aber oft erst nach vielen Jahren zeigen, dann schwer zu beheben sind und ungeheure Kosten verursachen.

Prinzip Ernährung

Die Mischung macht's

Die Ernährung besteht hauptsächlich aus drei Säulen: den Kohlenhydraten, den Proteinen (Eiweiß) und den Fetten.

Im Zuge der unterschiedlichsten Versuche, endlich einmal das durchschlagende Mittel zur Gewichtsreduktion zu finden, kam jedes dieser Elemente in den vergangenen Jahren mehr oder weniger schlecht weg: Zu viele Kohlenhydrate machen dick, zu viel Fleisch (tierisches Protein) macht aggressiv und verursacht Gicht sowie andere Stoffwechselerkrankungen, und *Fett* ist ohnehin der Beginn allen Übels.

Es macht dick und krank und sollte eigentlich völlig vermieden werden. Eine scheinbar folgerichtige Reaktion, wirft man einen Blick auf die noch heute gängigen Angebote in typisch deutschen Speiselokalen – von alltäglichen Ernährungsgewohnheiten am heimischen Herd ganz zu schweigen. Dominiert wird der Teller von einer großen Portion viel zu fetten Fleischs, dazu ein überschaubares Arrangement von zerkochtem, farblosem Gemüse oder eine Salatbeilage, die vorwiegend aus der Dose kommt, begleitet von Kartoffeln, Knödeln, Nudeln oder Reis als Sättigungsbeilage.

Nur langsam wurde mit verbissener Konsequenz versucht, die Ernährungstraditionen etwas aufzubrechen. Es folgte auf die buchstäblich fetten Jahre eine übertrieben magere Zeit. Viele waren bereit, für industriell gefertigte Light-Produkte hohe Preise zu bezahlen. Die Devise: Hauptsache, wenig drin! So kostet jede nicht vorhandene Kalorie wesentlich mehr als ein vergleichbar nährwertreiches Produkt. Und vor allem galt es, Fett zu vermeiden. Inzwischen ist es fälschlicherweise als Übeltäter Nummer eins entlarvt. Vor allem, seit Experten erkannt haben, wie schädlich sich ein zu hoher Blutfettspiegel auf die Gesundheit auswirken kann. Seitdem die Medizin einen zu hohen Cholesterinspiegel als eine entscheidende Bedrohung für Leib und Leben erkannte, erklärte sie den Fetten national und international den Krieg. In weiten Kreisen ist es bis heute verpönt, Fett zu essen – egal in welcher Form. Und ist der Ruf erst ruiniert, erweist es sich als überaus schwierig, den scheinbaren Feind zu rehabilitieren. Ein schaler Nachgeschmack scheint zu bleiben.

Fette – besser als ihr Ruf

Dabei sind Fette die Hauptlieferanten von Energie, denn ein Gramm Fett enthält zwischen 9,1 und 9,3 Kilokalorien, mehr als doppelt so viel wie ein Gramm Eiweiß oder Kohlenhydrate. Zudem ermöglicht erst das Fett, daß bestimmte Stoffe im Organismus umgewandelt und verarbeitet werden können. Beispielsweise können viele fettlösliche Wirkstoffe wie Vitamine ohne Fett aus der Nahrung gar nicht aufgespalten werden. Außerdem sind Fette Lieferanten von essentiellen Fettsäuren und bieten eine wichtige Voraussetzung zum Aufbau bestimmter Grundstoffe im Organismus. In diesem Zusammenhang sind die Hormone zu nennen. Ernährungskonzepte, die auf die Aufnahme von Fetten fast oder vollständig verzichten wollen oder in denen Ersatzstoffe empfohlen werden, führen daher nicht selten zu schweren Mangelerscheinungen.

Doch eines ist trotz breiter Aufklärung leider noch unbestritten: In Deutschland wird durchschnittlich immer noch zu viel Fett gegessen. Nach Empfehlungen der Deutschen Gesellschaft für Ernährung sollten täglich nicht mehr als 25–30 Gramm Fett konsumiert werden. Dabei zählt nicht nur das sichtbare Fett in Form von Butter, Margarine oder Öl. Auch die zum Kochen verwendeten Fette müssen mitgerechnet werden. Besonders fatal sind die sogenannten »verdeckten« Fette, die sich beispielsweise in Fertiggerichten, Mayonnaise, Süßwaren, Backwaren, Fleisch, Wurst und Käse sowie in allem Fritierten oder in allen Panaden verstecken.

Das alles macht es nicht gerade einfach, den täglichen Fettbedarf zu reduzieren. Außerdem, was wäre die sogenannte Feinschmeckerküche ohne Fett als wichtigsten Geschmacksträger. Das Fleisch sollte möglichst nicht zu mager sein, die Soße bekommt erst den richtigen Pfiff durch einen kräftigen

Schuß Sahne, und das Gemüse oder die Kartoffeln schmecken mit einem extra Löffel Butter doppelt so gut. Doch auf diese Weise wird die empfohlene Fettmenge täglich bei weitem überschritten.

Der Blick über den Zaun

Dabei kennt fast jeder in Deutschland den feinen Unterschied. Ein Blick über die Landesgrenze in südliche Richtung offenbart Erstaunliches: Auch dort wird mit Genuß gegessen und getrunken, zudem meist noch geraucht, aber offensichtlich ohne Reue. Übergewicht und Stoffwechselerkrankungen wie beispielsweise Diabetes mellitus Typ 2 finden Sie in mediterranen Ländern eher selten. Ebenso sterben dort wesentlich weniger Menschen an Herz-Kreislauferkrankungen oder an Herzinfarkten infolge von Arteriosklerose.

WICHTIG

Zusätzlich haben großangelegte internationale wissenschaftliche und epidemiologische Studien gezeigt, daß es einen direkten Zusammenhang zwischen Ernährung und dem Auftreten dieser Erkrankungen gibt. Eine dieser Studien, die European Cancer Study, die im Jahre 2008 abgeschlossen sein wird, untersucht beispielsweise europaweit das Entstehen bestimmter Krebsformen infolge falscher Ernährung.

Bereits heute wissen die Fachleute, daß die Menschen, die in den Mittelmeerländern leben, weitaus seltener an Krebs erkranken als Menschen in nördlichen Ländern. Es gibt dort vergleichsweise weniger Fälle von Brustkrebs, Lungenkrebs, Prostatakarzinom oder Magen-Darm-Krebs.

Es stellt sich die Frage, was an dieser Ernährung so anders ist und sich so positiv auf die Gesundheit auswirkt.

Die traditionelle mediterrane Küche besteht aus viel frischem Gemüse und Obst, das Angebot richtet sich jeweils nach den Jahreszeiten. Hinzu kommt frischer Fisch aus dem Meer, Geflügel, manchmal auch Lamm. Rotes Fleisch von Rind oder Schwein findet sich selten auf dem Speiseplan. Die europäischen Nachbarn essen viele Milchprodukte wie Käse und Joghurt. Auch auf das eine oder andere Glas Wein – vorzugsweise Rotwein – wird zum Essen nicht verzichtet.

Das Gesunde an dieser Ernährung scheint in erster Linie das verwendete Fett zu sein: In Italien, Spanien und Griechenland und auch in Frankreich wird hauptsächlich mit Olivenöl gekocht. Butter oder andere tierische Fette werden selten zur Zubereitung der Gerichte benutzt. Das zeigt, daß offensichtlich die Wahl des Speisefettes für die Erhaltung und Wiederherstellung der Gesundheit eine entscheidende Rolle spielt.

Wer die Wahl hat, hat die Qual

Auf das richtige Fett kommt es an!

Fett scheint folglich nicht gleich Fett zu sein. Es gibt Speisefette, die Ihrer Gesundheit wesentlich zuträglicher sind als andere. Doch was macht den kleinen, aber entscheidenden Unterschied aus?

Alle Nahrungsfette sind ein Gemisch aus Triglyceriden. Sie sind quasi aus identischen Fettsäuren aufgebaut. Entscheidend sind dabei allerdings die Zusammensetzung und die Mengenverhältnisse der verschiedenen Fettsäuren untereinander. Die meisten Nahrungsfette bestehen aus gesättigten und ungesättigten Fettsäuren. Doch was ist darunter zu verstehen?

Ein Ausflug in die Chemie

Glycerin ist vielen aus dem Alltag bekannt. Es handelt sich dabei um die einfachste Form eines dreiwertigen gesättigten Alkohols, der allerdings nicht betrunken macht und sich auch zum Trinken nicht eignet. Er wird zur Herstellung von Nitroglycerin und Kunststoffen, als Gefrierschutzmittel, als Schmiermittel und in der Textilbranche verwendet. Glycerin ist eine farblose, süßlich schmeckende Flüssigkeit, die als Glycerinfettsäureester Bestandteil aller natürlichen Fette ist. Unter Ester versteht man die Verbindung von Alkohol und Säuren, wobei Wasser entsteht.

Fett enthält jedoch keinen Alkohol mehr, da die drei vorhandenen OH-Gruppen des Triglycerins bereits mit jeweils einer Fettsäure reagiert haben.

Der Grad der Sättigung oder der Nichtsättigung von Fettsäuren hängt davon ab, ob noch freie Reaktionsmöglichkeiten im Molekül vorhanden sind.

Beide Fettsäurearten (gesättigte oder ungesättigte) bestehen aus einem unverzweigten Kohlenstoffskelett, einer geraden C-Atomzahl, aus Wasserstoff und aus Sauerstoff. Aufgrund der Fettsäurezusammensetzung werden insgesamt vier Gruppen von Fetten unterschieden. Dabei ist die jeweilige Konsistenz der Speisefette, also ob es sich um ein festes Fett oder um ein Öl handelt, von Länge und Beschaffenheit der Fettsäureketten abhängig. Also davon, wie viele Reaktionsmöglichkeiten sie jeweils noch bietet.

So haben feste Fette wie Butter, Schmalz, Talg oder Kokosfett kurze Fettsäureketten, während die flüssigen Fette, also die Öle, über wesentlich längere Fettsäureketten verfügen. Die verschiedenen Öle unterscheiden sich aber untereinander auch noch durch unterschiedlich lange Fettstoffketten.

Sie haben die Auswahl zwischen folgenden Nahrungsfetten:

1. Fette mit einem hohen Gehalt an gesättigten Fettsäuren wie Butter, Schmalz, Talg und Kokosfett.
2. Fette mit vielen einfach ungesättigten Fettsäuren (Monoensäuren), wie zum Beispiel Olivenöl, Erdnußöl und Sesamöl.
3. Fette mit einem hohen Anteil an Linolsäure, einer zweifach ungesättigten essentiellen Fettsäure, die unter anderem enthalten ist in verschiedenen Pflanzenölen wie Sonnenblumenöl, Sojaöl, Maiskeimöl sowie Soja- und Distelöl.
4. Fette mit vielen mehrfach ungesättigten Fettsäuren (Polyensäuren).

FAZIT

Die tierischen Fette bestehen überwiegend aus gesättigten Fettsäuren, während bei den pflanzlichen Fetten, also den Ölen, die Anteile der einfach und mehrfach ungesättigten Fettsäuren überwiegen.

Gesättigte oder ungesättigte Fettsäuren

Über die Auswirkungen der unterschiedlichen Fettsäuren auf Ihre Gesundheit erfahren Sie ab Seite 37 mehr. Dazu müssen Sie die chemische Struktur noch genauer verstehen lernen. Was ist die chemische Ursache dafür, ob Sie es mit einer gesättigten oder ungesättigten oder gar mit einer einfach oder einer mehrfach ungesättigten Fettsäure zu tun haben?

Handelt es sich um eine ungesättigte Fettsäure, so verfügt das Kohlenstoffskelett über eine Doppelbindung. Würde man aus dieser zwei Einzelbindungen machen, so könnten dort insgesamt zwei Wasserstoffatome andocken. Somit haben einfach ungesättigte Fettsäuren eine Doppelbindung, zweifach ungesättigte Fettsäuren verfügen über zwei Anlagestellen für Wasserstoffatome, und die mehrfach ungesättigten Fettsäuren haben dementsprechend einen höheren Anteil an Doppelbindungen.

Alle ungesättigten Fettsäuren lassen sich fast ausnahmslos in gesättigte Fettsäuren umwandeln, indem man an die entsprechenden Doppelbindungen Wasserstoffatome anlagert. Dieser chemische Prozeß wird verwendet, wenn flüssige Fette erhärtet werden. Dieser Vorgang heißt Hydrierung. Dabei erhöht sich der Schmelzpunkt der einzelnen Speisefette, und so entsteht aus einem Öl ein halbfestes oder sogar ein festes Fett. Die Fetthärtung ist ein wesentlicher Bestandteil bei der Margarineherstellung. Denn durch sie können Öle zu streichfähigen Fetten mit einem höheren Schmelzpunkt umgewandelt werden.

Margarine – keine Erfindung unserer Zeit

Wußten Sie, daß die Margarine ursprünglich aus Frankreich stammt? Im Zuge der Kriegswirren wurde unter Napoleon III. die Butter so knapp, daß sich nur die Reichsten das teure Fett leisten konnten. Breite Schichten der Bevölkerung blieben unterversorgt, und schwere Mangelerscheinungen wurden befürchtet. Denn die Menschen wußten schon damals, daß es das Fett als Hauptlieferant von Energie ermöglichte, das Volumen der übrigen Nahrung eher klein zu halten. Ein großer Vorteil zu Zeiten, in denen Nahrungsmittel knapp waren und die Menschen körperlich wesentlich härter arbeiten mußten. So ließ Napoleon III. im Jahre 1869 einen Wettbewerb ausschreiben, der zum Ziel hatte, ein entsprechendes Ersatzfett zu entwickeln. Den Wettbewerb gewann der französische Lebensmittelchemiker H. Mège-Mouriès. Er fand heraus, daß Rindertalg mit seinem niedrigen Schmelzpunkt, das Oleomargarin, eine deutliche Ähnlichkeit mit den Strukturen des Butterfetts aufwies. Er verwendete als Emulgator Magermilch, und so gelang es ihm, ein streichfähiges, butterähnliches Fett zu entwickeln. Seinen Namen verdankt dieses Produkt der »Margarinesäure« – französisch: acide margarique. Dahinter verbergen sich das lateinische Wort acidus für sauer und das griechische Wort márgaron für Perle.

Bei der Margarine handelt es sich um eine Wasser-in-Öl-Emulsion, wobei sich die Fette aus 20 Prozent hochschmelzenden und 80 Prozent niedrigschmelzenden Fetten zusammensetzen. Letztere verfügen über einen hohen Anteil an essentiellen Fettsäuren. Der wäßrige Anteil besteht entweder aus Wasser und/oder aus ungesäuerter Magermilch. Seit der Erfindung der Fetthärtung war es möglich, auch pflanzliche Fette zur Herstellung von Margarine zu verwenden.

Dies sollte in den 80er Jahren eine auch wirtschaftlich nicht unerhebliche Bedeutung erlangen, als Wissenschaftler die Gefahr eines zu hohen Blutcholesterinspiegels als Ursache für Herz-Kreislauferkrankungen, Herzinfarkt und Arteriosklerose erkannten. Der Margarine wurde infolge ihres hohen Gehalts an ungesättigten Fettsäuren eine wesentliche Rolle bei der Senkung des Gesamtcholesterinspiegels zugeschrieben, vor allem, wenn sie hauptsächlich auf pflanzlicher Basis hergestellt wurde. Denn zusätzliches Cholesterin ist nur in tierischen Nahrungsmitteln enthalten.

Wußten Sie, daß ...

... allein in den alten Bundesländern zu diesem Zeitpunkt etwa 472 000 Tonnen Margarine im Wert von 1167 Millionen Mark produziert wurden?

... durch Margarine nur ein bestimmter Teil des Gesamtcholesterins gesenkt werden kann, nämlich das sogenannte HDL (High-density-Lipoproteine), dem im Organismus eigentlich eine Schutzfunktion zukommt? Das sehr viel schädlichere LDL (Low-density-Lipoproteine) wird dabei kaum abgebaut.

… Margarine nicht nur aus pflanzlichen Fetten besteht, sondern daß es sich um eine Mischung aus tierischen und pflanzlichen Fettsäuren handelt?

… durch die Fetthärtung ein Großteil der wichtigen Vitamine und damit ein wesentlicher Faktor für Ihre Gesundheit zerstört wird?

Achten Sie deshalb unbedingt auf die jeweilige Zusammensetzung der einzelnen Produkte: Je höher der Anteil an tierischen Fetten, desto niedriger der Anteil an ungesättigten Fettsäuren. Und gerade die sollten den Ausschlag für die Auswahl der Speisefette geben.

WICHTIG

Wenn Sie eine Nickelallergie haben, dann sollten Sie ebenfalls sehr genau auf die Zusammensetzung der Margarineprodukte achten: Denn oft geschieht die Hydrierung, also die Fetthärtung, unter Zusatz von Nickel. Leider läßt sich dies bis heute nicht vollständig vermeiden.

Aber es gibt inzwischen ein beträchtliches Angebot an ungehärteten Margarinen, bei denen weder die Vitamine noch die essentiellen Fettsäuren durch chemische Prozesse zerstört worden sind.

Wie sich einzelne Speisefette zusammensetzen, können Sie der folgenden Tabelle entnehmen:

Tabelle: Zusammensetzung der Speisefette

SPEISEFETT	MEHRFACH UNGESÄTTIGTE FETTSÄUREN	EINFACH UNGESÄTTIGTE FETTSÄUREN	GESÄTTIGTE FETTSÄUREN
Butter, Milchfett	60%	37%	3%
Talg	54%	43%	3%
Schweineschmalz	43%	49%	8%
Kokosfett	92%	6%	2%
Olivenöl	19%	73%	8%
Palmöl	46%	44%	10%
Erdnußöl	19%	50%	31%
Baumwollsaatöl	25%	25%	50%
Maiskeimöl	14%	29%	57%
Sojaöl	14%	24%	62%
Sonnenblumenöl	8%	27%	65%
Distelöl	10%	15%	75%

(Quelle: Broschüre der Europäischen Gemeinschaft unter der wissenschaftlichen Beratung des Instituts für Arteriosklerose-Forschung, Universität Münster, Dr. troph. Ursel Wahrburg)

Sie erkennen jetzt, welche enormen Unterschiede die Zusammensetzung der einzelnen Speisefette aufweist. Doch was bedeutet das für Ihre Gesundheit und Ihre Ernährung? Warum ist es so wichtig, welches Fett Sie in welchen Mengen verzehren? Dazu muß man einmal betrachten, wie der Organismus Fette verdaut und wie er sie aufnimmt, also resorbiert.

Der Fettstoffwechsel – ein wichtiger Bestandteil der Gesundheit

Die üblichen Nahrungsfette werden hundertprozentig aufgenommen. Allerdings nimmt sie der Organismus in unterschiedlicher Geschwindigkeit auf. So wird beispielsweise Butter, ein kurzgliedriges Nahrungsfett mit hauptsächlich ungesättigten Fettsäuren, wesentlich schneller resorbiert als die pflanzlichen Fette mit einem großen Anteil an einfach und mehrfach ungesättigten Fettsäuren.

Allerdings müssen diese Fette für den Organismus erst vorbereitet werden, und das erfolgt durch den Verdauungsvorgang.

Der Verdauungsprozeß

Der eigentliche Verdauungsprozeß der Fette beginnt erst im Magen und wird anschließend im Dünndarm fortgesetzt.

Alle mit der Nahrung aufgenommenen Fette durchlaufen denselben Prozeß: Sie werden im Mund zerkaut, und bereits hier beginnt der Zersetzungsprozeß durch den Speichel. Der entstehende Brei wird über die Speiseröhre in den Magen-Darmtrakt befördert. Während dieser Passage wird der Speisebrei mit Gallensaft und Bauchspeicheldrüsensekret vermischt. Beide Zusätze haben unterschiedliche Funktionen. Die Gallensäuren als wesentlicher Bestandteil des Gallensafts sorgen dafür, daß das Fett in kleinste Teilchen zerlegt wird. Dadurch vergrößert sich die Oberfläche der einzelnen Fettmoleküle, so daß jetzt die Enzymtätigkeit einsetzen kann, die für die Fettspaltung sorgt.

Die einzelnen Fettmoleküle werden wieder in ihre Bestandteile zerlegt, nämlich in Fettsäuren und in Glycerin. Mit Hilfe der Gallensäure wandern sie aus dem Darm durch die Darmwand in das Innere der Darmzellen. In den Zellen der Darmschleimhaut werden die Fettbausteine wieder zu Triglyceriden zusammengebaut.

Jeder Organismus baut sie sich jeweils nach dem Muster auf, welches er gerade benötigt. Von hier aus werden sie weitertransportiert. Und das geschieht ebenso wie bei anderen Lipiden über die Lymphbahnen. So gelangen die Triglyceride ebenso wie das Cholesterin oder die Phosphatide in den Blutkreislauf. Da sie als Fette in dem wäßrigen Blutplasma aber nicht löslich sind, benötigen sie bestimmte wasserlösliche Transportmittel. Dazu dienen bestimmte Eiweißstoffe. Diese Fett-Eiweißverbindungen, die sogenannten Lipoproteine, werden in vier Gruppen unterteilt. Die Ihnen sicher bereits vertraut sind als LDL und HDL, also das Cholesterin. Chylomikronen und VLDL sind dagegen den meisten von Ihnen wahrscheinlich fremd.

Diese Gruppen unterscheiden sich durch ihren unterschiedlich hohen Anteil an Fett und Eiweiß, aber auch durch ihre chemische Struktur und ihre verschiedenen Funktionen innerhalb des Organismus.

WICHTIG

Allerdings bezieht der Organismus seinen Fettbedarf nicht ausschließlich aus der Nahrung. Er ist in der Lage, eigenständig Fettsäuren und Triglyceride zu produzieren, mit Ausnahme der essentiellen Fettsäuren. Für die Eigenproduktion ist die Leber verantwortlich. Von dort aus gelangen sie über die Blutbahn zu den jeweiligen Organen, die gerade Fette benötigen. Dieser biochemische Prozeß ist höchst komplex und soll nur kurz erläutert werden.

Der Cholesterinspiegel

Cholesterin ist eine fettähnliche Substanz, die der Organismus ausreichend selbst produzieren kann. Der Körper benötigt Cholesterin zum Aufbau der Zellen, zur Bildung von Hormonen und zur Produktion des körpereigenen Vitamins D (ein wichtiger Schutz vor Rachitis und Osteoporose). Es wird in jeder menschlichen und tierischen Zelle zum Aufbau der Zellmembran benötigt und bildet die Basis für etliche lebensnotwendige Stoffe des Organismus. So werden beispielsweise alle Hormone der Nebennierenrinde aus Cholesterin aufgebaut. Das Kortison ist dabei sicher das bekannteste. Aber auch unseren Sexualhormonen, den Ausgangsstoffen für das körpereigene Vitamin D und den Gallensäuren liegt Cholesterin als Bausubstanz zugrunde.

Allerdings wird Cholesterin fast täglich zusätzlich mit der Nahrung aufgenommen. Enthalten ist Cholesterin in allen tierischen Nahrungsmitteln, pflanzliche Nahrungsmittel sind cholesterinfrei!

Cholesterin ist einerseits ein wichtiger Baustein des Organismus, kann andererseits aber auch der Auslöser für schwerwiegende Erkrankungen sein. Wie kommt das? Entscheidend ist der Anteil des Gesamtcholesterins im Blut. Dieser hängt von vielen Faktoren ab und unterliegt starken Schwankungen. So können zum Beispiel Streß und Aufregungen, Probleme und psychische Belastungen zu einem drastischen Anstieg des Gesamtcholesterinspiegels führen. Er kann aber auch das Resultat eines feucht-fröhlichen Abends sein oder eines zu schweren Essens.

Männer haben durchschnittlich einen niedrigeren Cholesterinspiegel als Frauen. Vor und während der Periode steigt er bei den Frauen besonders an. Das alles sollten Sie bei der Beurteilung des Wertes mit berücksichtigen, bevor Sie daraus Schlüsse ziehen. Meist ist dafür eine einzige Messung beim Arzt nicht ausreichend. Berücksichtigen Sie außerdem, daß sich die gemessenen Werte auf das Gesamtcholesterin beziehen, das sich aus zwei Komponenten zusammensetzt. Die eine hat dabei den Part des »bösen«, also des gesundheitsschädigenden Cholesterins, es handelt sich dabei um das LDL, und die andere hat eine wichtige Schutzfunktion innerhalb des Organismus. Dieses wird als HDL bezeichnet.

Das »böse« LDL

Bei LDL handelt es sich um Lipoproteine mit einer geringen Dichte (Low-density-Lipoproteine). Diese Partikel entstehen infolge der Triglycerinabspaltung. Das Cholesterin wird mit den LDL zu den Zellen und Organen transportiert, wo es je nach Bedarf weiterverarbeitet wird.

Im Blut ist der größte Teil des Cholesterins an LDL gebunden. Damit die Zellen LDL aufnehmen können, benötigen sie entsprechende »Hilfsmittel«. Diese bezeichnet man als LDL-Rezeptoren.

Allerdings kommt es häufig zu Störungen dieses Mechanismus. Sind beispielsweise zu wenig Rezeptoren vorhanden, können die Zellen nicht genügend LDL aufnehmen. Das bedeutet, daß das überschüssige LDL weiter in der Blutbahn bleibt und sich dann an den Wänden der Arterien ablagert. Somit bedeutet der Anstieg der LDL-Konzentration im Blut eine erhebliche Gefährdung für die Gesundheit. Hierin liegt nämlich der Beginn für die mögliche Entstehung einer Arteriosklerose oder auch Arterienverkalkung mit ihren Folgen (siehe Seite 93).

Das »gute« HDL

Das sogenannte »gute« HDL (High-density-Lipoproteine)-Cholesterin hat dagegen eine wichtige Schutzfunktion in Ihrem Körper. Diese kleinen Partikel mit dem größten Anteil an Eiweiß sind für die Entsorgung des überschüssigen LDL-Cholesterins zuständig. Alles, was von den Zellen nicht benötigt wird, transportieren die HDL aus den Körperzellen in die Leber. Dort werden die überschüssigen HDL mit Hilfe der Gallenflüssigkeit so umgebaut, daß sie einfach über den Darm natürlich ausgeschieden werden können.

Jetzt ist Ihnen sicher klar, wie wichtig es ist, bei der Ermittlung des Cholesterinspiegels im Blut auf das Verhältnis zwischen HDL und LDL zu achten.

Obgleich sich zu viel Fett und zu viel Cholesterin überaus schädlich auf die Gesundheit auswirken können, benötigt sie der menschliche und tierische Organismus dringend, da sie wesentliche Bestandteile des Stoffwechsels sind (siehe Seite 32) Doch auch die Körperfette haben eine wichtige Funktion: Sie schützen die Organe vor Schäden, indem sie diese gewissermaßen abpolstern. Außerdem sind sie das hauptsächliche »Isolationsmittel«. Sie sorgen dafür, daß der Körper nicht zu viel Wärme verliert. Gleichzeitig kann dieses Depot den Körper in Notzeiten mit der erforderlichen Energie versorgen. Ebenso unentbehrlich ist das Cholesterin (siehe Seite 34).

Der Organismus kann also nicht auf Fette und Cholesterin verzichten, allerdings ist in diesem Zusammenhang die Dosierung entscheidend, denn viel hilft hier nicht etwa viel, sondern macht krank.

Blutfettwerte und Ernährung

Auswirkungen auf die Gesundheit

Die Ernährung spielt eine entscheidende Rolle für die Erhaltung der Gesundheit und die Entstehung möglicher Krankheiten. Eine besondere Bedeutung kommt in diesem Zusammenhang den Fetten zu, und zwar sowohl den Nahrungsfetten als auch den körpereigenen Fetten.

Wenn Sie sich gesund ernähren möchten, sollten Sie deshalb zwei Dinge beachten:

- Achten Sie auf die ausgewogene Zusammensetzung Ihres täglichen Speisezettels.
- Berücksichtigen Sie die Energie, das heißt die Kalorien, die Sie zu sich nehmen.

Was passiert, wenn Sie regelmäßig zu viel überschüssige Energie aufnehmen? Wenn Sie Ihrem Körper mehr Energie anbieten, als er verbrauchen kann, dann legt er von diesem Überfluß Depots an – es könnten ja Notzeiten kommen. Dazu muß die durch die Nahrung aufgenommene Energie in Fett umgebaut werden. Das gilt auch für Proteine und Kohlenhydrate. Somit nimmt durch das ständige Überangebot an Nährstoffen die Produktion von Triglyceriden in der Leber zu, die dann wiederum über die Blutbahn ins Fettgewebe befördert und erst einmal eingelagert werden. Dies führt zu einem deutlichen Anstieg der Blutfettwerte. Diese schnellen drastisch in die Höhe, wenn die Energie von einem Zuviel an Alkohol oder zuckerreichen Nahrungsmitteln stammt. Denn Alkohol und Zucker werden vom Organismus besonders leicht in Fett umgewandelt. Auch die Konzentration des Gesamtcholesterins ist davon abhängig, wieviel zusätzliches Cholesterin Sie täglich durch den Verzehr tierischer Produkte Ihrem Körper zumuten und welches Nahrungsfett Sie verzehren.

Durch ein Überangebot an Cholesterin kommt es im Körper zu einem Ungleichgewicht. Zu große LDL-Mengen können nicht mehr in die Zellen eingelagert werden und zirkulieren frei in der Blutbahn, und die HDL sind mit dem Abtransport der überschüssigen LDL überfordert. Auch der Verzehr von zu viel »falschen« Fetten, das heißt hauptsächlich Fette mit gesättigten Fettsäuren, führt zu einem erheblichen Anstieg des Gesamtcholesterins.

Allerdings ist seit den 50er Jahren bekannt, daß es Nahrungsmittel gibt, die diesen Prozeß verhindern, respektive ihm entgegenwirken können. Studien ergaben, daß sich der Cholesterinspiegel deutlich senken läßt, wenn bei der Nahrungsaufnahme die gesättigten Fettsäuren durch ungesättigte ersetzt werden.

Hauptverantwortlich für die Senkung des Gesamtcholesterinspiegels ist die Linolsäure, eine essentielle Fettsäure, von der Erwachsene pro Tag 10 Gramm benötigen, um gesund zu bleiben oder es zu werden. Besonders viel Linolsäure enthalten Pflanzenöle wie Sonnenblumen-, Distel-, Maiskeim- und Sojaöl. So reichen beispielsweise 15 Gramm Sonnenblumenöl pro Tag aus, um den empfohlenen Linolsäure-Tagesbedarf eines Erwachsenen zu decken. Im Vergleich dazu müßten Sie immerhin 550 Gramm Butter essen, um zu demselben Resultat zu gelangen.

FAZIT

Mehrfach ungesättigte Fettsäuren wirken sich überaus positiv auf Ihre Gesundheit aus, da sie im wesentlichen den LDL-Spiegel senken. Wie das genau funktioniert, kann die Wissenschaft bis heute noch nicht mit Gewißheit sagen, doch zahlreiche nationale und internationale Studien versuchen, auch dieses Geheimnis der Natur noch zu lüften.

Allerdings haben die Wissenschaftler auch herausgefunden, daß die mehrfach ungesättigten Fettsäuren, auch Polyensäuren genannt, nicht nur das LDL-Cholesterin senken, sondern leider auch das HDL-Cholesterin, das die Arterienwände erfolgreich vor LDL-Ablagerungen schützt.

Wußten Sie, daß ...

... die einfach ungesättigten Fettsäuren (wissenschaftlich Monoensäuren) erst in den letzten Jahren das Interesse der Ernährungswissenschaftler und Kardiologen weckte? Denn zufällig haben sie entdeckt, daß genau diese Fettsäuren einen positiven Einfluß auf die Senkung des LDL-Cholesterins haben, ohne dabei das HDL-Cholesterin in Mitleidenschaft zu ziehen.

... das populäre Olivenöl einen ungeheuer großen Anteil an einfach ungesättigten Fettsäuren aufweist?

... die Speiseölproduzenten aufgrund dieser Erkenntnis die Zusammensetzung des Olivenöls industriell kopieren? Auf der Basis von Sesamöl erhöhen sie noch den Anteil an einfach ungesättigten Fettsäuren.

... die Europäische Kommission seit Jahren eine europaweite Kampagne zur Förderung des Olivenöls finanziert, in der durch entsprechende Aufklärung versucht wird, Fachleute und Laien auf die gesundheitsfördernden Aspekte dieses Pflanzenöls hinzuweisen?

... sich im Gesundheitswesen Milliarden einsparen ließen, wenn die Eßgewohnheiten geändert würden und das Prinzip der mediterranen Küche nicht nur im Urlaub berücksichtigt, sondern auch die tägliche Ernährung beeinflussen würde?

Zwar kommt so mancher von Ihnen mit den besten Vorsätzen aus dem sonnigen Süden zurück, die mediterrane Küche auch zu Hause zu genießen und sich von dort die eine oder andere Anregung zu eigen zu machen. Doch im Alltag kehrt auch kulinarisch schnell wieder der gewohnte Trott ein, plötzlich scheint alles wieder zu umständlich, zu zeitaufwendig, und das Vertraute schmeckt dann doch wieder besser. Abgesehen von dem einen oder anderen Besuch beim Italiener um die Ecke, wo es meist bei der Pizza oder dem Teller Nudeln bleibt, sind die anvisierten Gesundheitsvorhaben schnell vergessen. Das bezieht sich allerdings nicht nur auf das Essen, sondern auch auf die Bewegung. Und so scheint eine großangelegte Gesundheitskampagne spätestens vor den Grenzen Deutschlands, Österreichs und der Schweiz im Sande zu verlaufen. Denn in diesen Ländern scheint doch die etwas schwerere Küche Vorrang zu haben.

Ärzte und Krankenhäuser profitieren von diesen liebgewonnenen Gewohnheiten, die Krankenkassen jammern, und die Kostenexplosion im Gesundheitswesen ist nicht mehr aufzuhalten.

Was Sie mit dem richtigen Fett alles erreichen und vermeiden können, erfahren Sie ab Seite 63.

> Eine sukzessive und konsequente Ernährungsumstellung wäre schon ein Schritt in die richtige Richtung. Dabei spielen auch andere pflanzliche Öle aufgrund der Zusammensetzung und Beschaffenheit ihrer Fettsäuren eine wichtige Rolle.

Fette und Öle in der Naturmedizin und bei alternativen Heilverfahren

Öle und Fette spielen aber auch in anderen Zusammenhängen eine wichtige Rolle für unsere Gesundheit. Äußerlich und innerlich angewendet, werden sie therapeutisch zur Entgiftung und Entspannung eingesetzt und wirken sich so auf ganz andere Weise positiv auf Ihre Gesundheit aus. Ein inzwischen bekanntes Beispiel aus dem Bereich der alternativen Heilmethoden ist das Ayurveda, das Wissen vom Leben. Ayurveda gehört zur traditionellen Medizin Indiens, die dort seit immerhin 5000 Jahren praktiziert wird.

Da alternative Heilverfahren und die Naturmedizin immer mehr Anhänger finden, gibt es inzwischen in Deutschland zahlreiche Kliniken und Praxen, in denen Ayurveda entweder als traditionelle Therapiemethode angewandt oder als Ergänzung zur westlichen Schulmedizin integriert wird.

Inzwischen gibt es genügend Ansätze, die fundiertes westliches Medizinwissen mit traditionellen Heilverfahren verbinden. Vorreiter für diese Form der gegenseitigen Toleranz oder des harmonischen Miteinanders ist auch hier wieder Amerika. Ein Blick über den Teich zeigt, daß die Amerikaner schon längst erkannt haben, in welche Richtung sich die alltäglichen Bedürfnisse der Menschen verändert haben. Und so ist es dort seit Jahren möglich, gleichzeitig zu der Facharztausbildung auch eine Ausbildung in einem der gängigen traditionellen Alternativheilverfahren zu absolvieren. Als Beispiele dafür sind die Traditionelle Chinesische Medizin (TCM) und das Ayurveda zu nennen. Beide Heilauffassungen haben in ihren Heimatländern bis heute denselben Status wie die westliche, von Amerika geprägte Auffassung von Medizin.

Sowohl China als auch Indien haben von westlichen Therapiemöglichkeiten sehr profitiert. Inzwischen scheint es, daß auch wir von deren alten Lehren profitieren können. Und zwar dann, wenn diese Therapiemöglichkeiten nicht als Entweder-Oder begriffen werden, sondern als synergetische Ergänzung, als ein Miteinander.

So beginnt beispielsweise das Verständnis dieser Medizin nicht beim kranken, sondern vielmehr beim gesunden Menschen. In diesen Systemen bedeutet Krankheit den Verlust eines lebensnotwendigen Gleichgewichts, das es wiederherzustellen gilt. Die Störung der Balance kann durch äußere Einflüsse herbeigeführt werden, aber auch durch psychische Belastungen.

Die Rolle der Fette und Öle im Ayurveda

Zur Gesundung von Körper und Seele, also zur Ausgeglichenheit der Doshas (Vata, Pitta, Kapha), wie sie im Ayurveda bezeichnet werden, werden ganz bestimmte Fette verwendet. Vorzugsweise gereiftes Sesamöl, das auf 100 °C erhitzt und wieder abgekühlt wird. Auch Ghee, ein speziell zubereitetes Butterfett, spielt eine bedeutende Rolle. Diese Medizin kennt innere und äußere Fettanwendungen, die zur Entspannung und Entgiftung eingesetzt werden. Die Idee dabei ist, daß durch die verschiedenen Körperöffnungen dem Organismus erheblicher Schaden zugefügt wird. Dies gilt insbesondere in einer Zeit, in der der Mensch massiven Umweltbelastungen ausgesetzt ist. Die meisten dieser Umweltgifte, die sich mit der Zeit in Ihrem Körper ansammeln, sind fettlöslich. Sie lassen sich nicht in Wasser auflösen und können daher auch nicht durch wäßrige Lösungen ausgeschwemmt werden. Zudem lagern sich diese Giftstoffe und auch die meisten Medikamente überwiegend in den fettigen Gewebestrukturen ab. Man benötigt fetthaltige Trägerstoffe, um diese gesundheitsschädigenden Substanzen aus dem Körper auszuführen. Dies geschieht durch eine Ghee-Kur oder eine spezielle morgendliche Mundspülung mit gereiftem Sesamöl.

Aber der Körper ist noch anderen Belastungen ausgesetzt. Die tägliche Hektik, der Lärm und die ungeheure Geschwindigkeit, welche die modernen Zivilisationen kennzeichnen, erzeugen zu viel Vata. Das bedeutet, die Doshas sind aus dem Gleichgewicht geraten. Dieser Überschuß macht den Körper trocken, spröde und rauh. Nach ayurvedischer Auffassung ist davon nicht nur das Äußere, also die Haut betroffen, sondern auch das Innere. Diesem Zustand wirkt man in der indischen Medizin erfolgreich mit Fetten und Ölen entgegen.

Die innere Anwendung

Es werden innere und äußere Snehanas unterschieden – darunter versteht man das Verabreichen öliger Substanzen. Dabei gibt es ein Prinzip: Wenn der Körper von innen gefettet wird, dann ölt man ihn nicht gleichzeitig von außen und umgekehrt. Allerdings ist bei den meisten ein inneres und ein äußeres Snehana erforderlich, da sich diese kombinierte Therapieform als besonders wirkungsvoll erwiesen hat.

Im allgemeinen wird dazu Ghee verwendet, nur in besonderen Fällen nimmt man Sesamöl oder Senfsamenöl.

Die Wahl des therapeutischen Öls oder Fettes hängt von der ärztlichen Diagnose ab, wobei bei der Behandlung strenge Regeln befolgt werden:

- Die Fettdosis wird über einen Zeitraum von drei bis sieben Tagen verabreicht und täglich erhöht.
- Der Patient muß das Fett am frühen Morgen auf nüchternen Magen zu sich nehmen, was erst einmal einige Überwindung kostet.
- Die Uhrzeit ist deshalb wichtig, da morgens das Verdauungssystem noch nicht auf Hochtouren läuft und das Fett

sehr viel langsamer verstoffwechselt wird. Das ist entscheidend für den therapeutischen Effekt der Fette und Öle.

- Wann der Arzt die Therapie beenden kann, sieht er an den körperlichen Reaktionen seines Patienten: Dieser entwickelt eine deutliche Abneigung gegen Fett und Öl, hat einen gesunden Appetit, sein Stuhl ist locker, weich und ölig, er fühlt sich leicht und angenehm müde, und seine Haut wird weich und leicht ölig. Mißachtet der behandelnde Arzt diese Signale, so kann es leicht zu einer Übersättigung des Körpers mit den verabreichten Fetten kommen. Viel hilft viel, gilt hierbei nicht, sondern ein Überschuß wirkt sich kontraproduktiv auf den gewünschten therapeutischen Erfolg aus. Allerdings kann es bei dieser Therapie zu Erstverschlimmerungen kommen, diese unangenehmen Begleiterscheinungen verschwinden nach ein paar Tagen wieder.

Die äußerliche Anwendung

Auch die äußerliche Verabreichung von Öl ist im Ayurveda ein fester Bestandteil einer erfolgreichen Therapie. Die unterschiedlichen Massagen werden ganz gezielt bei bestimmten Indikationen eingesetzt und dienen der Entspannung und der Entgiftung von außen.

Natürlich ist die Behandlung mit Fetten und Ölen nur eine Säule der ayurvedischen Behandlungsmethoden. Dazu gehören auch ergänzende und unterstützende Maßnahmen wie:

- eine individuell auf den einzelnen Menschen zugeschnittene Ernährung;
- die Behandlung mit speziellen Kräutern und Heilpflanzen;
- das Erlernen bestimmter Entspannungstechniken wie Yoga oder die progressive Muskelentspannung nach Jacobson;
- die regelmäßige transzendentale Meditation ist ebenfalls Bestandteil der Therapie.

Allerdings kann in diesem Zusammenhang nicht auf alle Aspekte des ayurvedischen Behandlungskonzepts eingegangen werden, das würde unweigerlich den thematischen Rahmen dieses Buches sprengen.

Nach diesem wissenschaftlich und daher mehr theoretischen Überblick lernen Sie im nächsten Kapitel die praktischen Aspekte der Fette und Öle kennen. Das Angebot an unterschiedlichen Ölen ist wahrlich groß und für Sie als Verbraucher sicher auch oft sehr verwirrend.

Ein Streifzug durch die Welt der Öle

Im Zeitalter des Fast food und der EU-Normen gibt es fast kein Nahrungsmittel, welches nicht in irgendeiner Form behandelt wird. Auch die Speisefette und Öle sind davon in hohem Maße betroffen. Billige und gepanschte Produkte überschwemmten den Markt. Daß dabei die Qualität, der Nährstoffgehalt und damit die gesundheitsförderlichen Aspekte ernsthaft leiden, ist ein wichtiger Aspekt. Man mußte vielmehr sogar Sorge tragen, daß der Gebrauch von Speiseöl keine nachhaltigen Gesundheitsschäden verursachte. Werden bei der Ölherstellung chlorierte Lösungsmittel benutzt, ist mit Gesundheitsschäden zu rechnen. Bei chemisch und thermisch behandelten Ölen mit anschließender Raffination bleiben die Qualität und der Nährwertgehalt auf der Strecke.

Die Bezeichnung Pflanzenöl oder gar »reines« Pflanzenöl wird zwar von den Herstellern oft benutzt, um bei den Verbrauchern den Eindruck von Qualität zu erwecken, allerdings wird hier in vielen Fällen Augenwischerei betrieben. Denn fast alle Speiseöle sind ohnehin fast ausschließlich pflanzlicher Herkunft und werden raffiniert, sonst bekäme man das Öl gar nicht aus der Ölsaat oder aus den Ölfrüchten.

Die Öle kommen entweder als reine Öle auf den Markt, das bedeutet, sie bestehen nur aus einer Pflanzenart, oder als sogenannte Speise- oder Tafelöle. Dann bestehen sie aus einer Mischung unterschiedlicher Pflanzensaaten. Bei einer Vielzahl der angebotenen Öle handelt es sich um reine Industrieprodukte. Das macht sich oft bereits im Preis bemerkbar. Denn je schonender ein Öl gewonnen wird, desto teurer ist es auch.

Die Ölgewinnung

Die meisten Öle werden durch einen Raffinationsprozeß gewonnen. Ursprünglich bedeutet dieser Begriff zwar Veredelung, allerdings wird dem Öl nicht etwa Besseres hinzugefügt, es sei denn, man versteht unter der Desodorierung von Speiseölen etwas Positives. Vielmehr wird dem Öl einiges an wichtigen Substanzen entzogen, so daß man im allgemeinen nicht von natürlichen und gesunden Ölen sprechen kann. Auch der Zusatz von angeblich hochwertigen und gesundheitsfördernden Vitaminen sollte Sie nicht darüber hinwegtäuschen, daß Sie ein reines Industrieprodukt gekauft haben. Bei der Raffination werden die Ölsaaten, die meist nicht aus biologischem Anbau stammen, sondern durchaus auch neben der Autobahn gezogen sein können, bei hohen Temperaturen und unter hohem Druck gepreßt. Allerdings bleibt bei dieser Methode noch sehr viel Öl in den Preßrückständen. Dieses löst man durch einen Extraktionsprozeß heraus. Dazu benötigt man ein entsprechendes Lösungsmittel. Die Industrie verwendet dazu häufig Benzin. Da dieses nicht im Speiseöl bleiben kann, muß es durch ein Destillationsverfahren wieder abgetrennt werden. Bleiben noch weitere Begleitsubstanzen wie Farb- oder Geruchsstoffe, Schleim oder andere nichtlösliche Bestandteile, die im Anschluß durch einen chemischen Reinigungsprozeß entfernt werden. Was übrig bleibt, ist ein reines, sprich sauberes Speiseöl, meist vollkommen geschmacksneutral und geruchlos. Seine Farbe ist von einem klaren Hellgelb. Allerdings ist es gleichzeitig aber auch vollkommen denaturiert. Er ist und bleibt zwar ein Pflanzenöl, doch von »natürlich« kann in diesem Zusammenhang keine Rede mehr sein. Dennoch greifen viele Verbraucher zu diesen Ölen, da sie sich in der Küche vielseitig verwenden lassen. Insbesondere auch zum Backen und Fritieren.

Aber sie haben leider einen überaus geringen Anteil an essentiellen Fettsäuren, und das sind diejenigen, die wir für unsere Gesundheit so dringend benötigen.

Kaltgepreßte und native Öle

Diese Öle werden sehr viel schonender gewonnen. Sie werden bei sehr niedrigen Temperaturen aus der Saat oder den Früchten gepreßt. Bei diesen wertschonenderen Kaltpressungen liegt die maximal erlaubte Temperatur bei 60° C. Anders als bei der Raffination werden hier nicht 100 Prozent, sondern nur etwa 30 Prozent zu Öl verarbeitet. Die verbleibenden 70 Prozent durchlaufen den oben beschriebenen Prozeß und werden zu Tafel- oder Speiseölen weiterverarbeitet. Die kaltgepreßten Öle, die Sie in Reformhäusern und Naturkostläden als »native« Öle kaufen können, haben sehr viel mehr Vitamine und Geschmacksstoffe. Sie eignen sich ausschließlich für die Zubereitung kalter Speisen, da sie sehr niedrige Rauchpunkte haben. Wenn sie erhitzt werden, beginnen sie zu qualmen, was gesundheitliche Folgen hat. Denn beim Erhitzen klappen die Doppelbindungen der Fettsäureketten auf (siehe Seite 27), und es beginnt ein Oxidationsprozeß, Wissenschaftler sprechen in diesem Zusammenhang von Lipidperoxidation. Die dabei freigesetzten Substanzen können schwere Gesundheitsschäden hervorrufen, beispielsweise Arteriosklerose oder sogar Krebs. Außerdem werden diese Öle aufgrund ihrer chemischen Struktur sehr viel schneller ranzig. Denn je höher der Anteil an ungesättigten Fettsäuren ist, desto instabiler wird das Öl.
Eine Ausnahme ist das Olivenöl. Es darf bis zu 210 °C erhitzt werden, ohne daß es die Gesundheit gefährdet. Das native Olivenöl extra und das native Olivenöl dürfen jedoch nur bis zu 180 °C erhitzt werden.

Olivenöl

Das Olivenöl gilt als eines der gesündesten Öle. Mittlerweile erfreut es sich immer größerer Beliebtheit und ist aus vielen Haushalten nicht mehr wegzudenken. Doch wenn Sie beginnen, sich für die »Königin« der Öle zu interessieren, werden Sie schnell feststellen, wie schwierig es ist, aus dem großen Angebot das richtige Öl zu wählen.

Olivenöl ist nicht gleich Olivenöl – und das aus den verschiedensten Gründen. Die einzelnen Sorten haben völlig unterschiedliche Farben, der Geschmack variiert stark, und auch preislich gibt es ein enormes Gefälle. Nach oben gibt es fast keine Grenzen, und es ist einzig und allein Ihrem Geldbeutel überlassen, wieviel Sie für ein Olivenöl auszugeben bereit sind. Die Qualitätsunterschiede der Öle sind beachtlich und auch hier gibt es natürlich verschnittene und gepanschte Ware.

Das Olivenöl wird aus den Kernen und dem Fruchtfleisch von Oliven gewonnen. Es gibt davon weit über hundert verschiedene Sorten, deren Geschmack je nach Region, Klima und Bodenbeschaffenheit stark variiert. Auch ihre Formen und Größen sind sehr unterschiedlich. Nur wirkliche Fachleute wissen, welche Sorte in welcher Landschaft mit der ihr eigenen Bodenbeschaffenheit am besten gedeiht. Aber – entgegen der weitverbreiteten Meinung – es gibt keine grünen und schwarzen Sorten. Vielmehr sind alle Oliven zu Beginn des Reifeprozesses grün. Sie verändern ihre Farbe erst nach dem jeweiligen Reifegrad von braun über bläulich schimmernd bis hin zu einem satten Schwarz. Die Qualität des Olivenöls hängt von mehreren Faktoren ab:

- vom Zeitpunkt der Ernte,
- ob die Oliven von Hand oder maschinell geerntet werden,
- und schließlich von der Verarbeitung der Früchte.

Die Ernte

Geerntet wird in den Monaten September bis Ende Januar. Entscheidend für den Erntetermin ist der gewünschte Reifegrad, der sich infolge von Wetterverhältnissen nie genau festlegen läßt. Nur ein echter Kenner ist in der Lage, den richtigen Zeitpunkt zu bestimmen. Wird er verpaßt, wirkt sich das sofort auf die Qualität und den Geschmack des Öls aus. Ob das Öl eher einen etwas kratzigen Beigeschmack hat oder ein weiches, volles Aroma, kann durch den genau abgestimmten Erntezeitpunkt bewußt erzielt werden. Doch auch mangelnde Sorgfalt bei der Ernte hat sofort negative Konsequenzen. Es muß darauf geachtet werden, daß die Früchte möglichst unversehrt zur Ölmühle kommen. Dies gelingt am besten mit der Hand. Das sorgsame Pflücken der Oliven erfordert viel Erfahrung und Geduld. Herabfallende oder abgeschüttelte Früchte werden in Netzen aufgefangen, damit sie nicht verletzt werden und etwa ein unerwünschter Fäulnisprozeß einsetzt. Danach werden die Oliven in klarem Wasser gewaschen, um mögliche Pestizide zu entfernen, die sich negativ auf Geschmack und Farbe des Öls auswirken können. Anschließend werden sie gewogen und möglichst schnell in luftigen, offenen Transportern zur Weiterverarbeitung in die nächste Ölmühle gebracht. Großangelegte Olivenplantagen sind inzwischen so ausgerichtet, daß die Ernte auch maschinell durchgeführt werden kann, die Früchte werden dann vorsichtig von den Bäumen gerüttelt. Das hat zudem den Vorteil, daß die Oliven noch schneller zu einem besonders hochwertigen Öl verarbeitet werden können.

Früher galt der Zusatz »handgepflückt« auf den Flaschen mit nativem Öl noch als besonderes Gütesiegel, das Sie teuer bezahlen mußten. Denn 80 Prozent des Ladenpreises ergeben sich aus den Herstellungskosten. Doch im Zuge der allgemeinen Modernisierung wird diese aufwendige Methode wohl langsam verschwinden.

Die Verarbeitung

Auch die Gewinnung des Öls erfolgt nach traditionellen Methoden. In manchen ländlichen Betrieben geschieht das sogar noch manchmal per Hand.

Die gewaschenen Früchte werden zwischen zwei Mahlsteine gelegt und zu einem öligen Brei zerquetscht. Er wird auf spezielle Platten gestrichen, und diese werden zu einem Turm gestapelt. Durch den dabei entstehenden Druck wird die Masse gepreßt, und das Öl kann ausfließen und wird in entsprechenden Behältern aufgefangen. Neben dem Öl wird auch noch Fruchtwasser abgesondert, das entfernt werden muß. Dies geschieht von selbst, wenn man den Olivensaft lange genug stehenläßt, da das sehr viel leichtere Öl nach oben steigt und abgeschöpft werden kann. Inzwischen werden dazu oft Zentrifugen benutzt, die diesen Prozeß erheblich beschleunigen. Auch die Pressung geht heute meist industriell vonstatten. Hierbei wird der Turm aus Preßmatten, die aus Pflanzenfasern oder Kunststoff bestehen, mittels Hydraulik mit 200 bis 400 atü (Atmosphärenüberdruck) zusammengedrückt.

Auf diese Weise können sehr viel schneller wesentlich größere Mengen an qualitativ hochwertigem Öl gewonnen werden. Doch leider geht das auf Kosten der traditionellen Ölmühlen, die ihren Betrieb oft einstellen müssen. Nicht zuletzt, weil sich immer schwerer sorgfältige und zuverlässige Erntehelfer finden lassen, die bereit sind, für wahrlich geringen Lohn diese mühselige Arbeit zu verrichten.

Kenner schätzen besonders das sogenannte Tropföl. Darunter versteht man das Öl, das vor der eigentlichen Pressung »heraustropft« und in entsprechenden Gefäßen aufgefangen wird. Es gilt als besonders aromatisch und qualitativ hochwertig – hat aber auch seinen Preis.

Qualitätsunterschiede

Sicher wundern Sie sich nicht nur über die farblichen und preislichen Unterschiede der in den Supermärkten angebotenen Öle. Auch die Angaben auf den Etiketten sorgen für Verwirrung. So finden sich Aufschriften wie: natives Olivenöl extra, olio extra vergine, huile vierge extra. Aber es gibt auch Flaschen, auf denen nur der Vermerk »natives« Olivenöl oder gar nur »Olivenöl« zu finden ist. Diese Kennzeichnungspflicht gibt es seit 1988, sie wurde von der Europäischen Union vorgeschrieben, nachdem ein großer Ölskandal den Handel zwischen produzierenden und importierenden Ländern stark beeinträchtigte. Es waren nämlich zahlreiche vermeintlich qualitativ hochwertige Öle in den Handel gelangt, die eine erhebliche Schadstoffbelastung aufwiesen. Sie waren mit Perchloräthylen versetzt, einer toxischen Substanz, die man als Lösungsmittel verwendet hatte, um auch den letzten Tropfen Öl aus den Preßrückständen zu gewinnen. Leider hatte diese Substanz erhebliche gesundheitsschädliche Konsequenzen für den Konsumenten. Seit jenem Zeitpunkt gibt es diese Deklarationspflicht innerhalb Europas.

Was bedeuten die einzelnen Bezeichnungen auf den Etiketten für den Verbraucher?

1. Natives Olivenöl extra

Diese Bezeichnung bekommen nur die qualitativ hochwertigsten Öle. Dahinter sollte sich die Garantie dafür verbergen, daß nur frisch geerntete und völlig unversehrte Früchte verarbeitet worden sind. Nach traditionellen oder modernen Verfahren, jedoch ohne jeglichen Zusatz von Chemikalien. Dieses schonend kaltgepreßte Öl darf nur einen ganz bestimmten Anteil an freien Fettsäuren haben: nämlich nur 1 Gramm Ölsäure auf 100 Gramm Öl. Es handelt sich also um ein Öl der ersten Güteklasse, eine Tatsache, die sich auch im Preis niederschlägt.

2. Natives Olivenöl

Hier wird aus den Oliven mehr Öl gewonnen, indem der Früchtebrei stärker gepreßt wird, dabei darf der Anteil an freien Fettsäuren 2 Gramm auf 100 Gramm Öl betragen. Es handelt sich dabei um Öle der zweiten Güteklasse.

3. Olivenöl

Es handelt sich um ein Öl der dritten Güteklasse. Das bedeutet, Sie haben es mit einem raffinierten Öl zu tun, bei dem

Im übrigen muß jedes Olivenöl raffiniert werden, welches mehr als 2 Gramm freie Fettsäuren pro 100 Gramm aufweist.

Mit der Bezeichnung *natives Olivenöl extra* wird immer noch Schindluder getrieben. Deshalb sah sich die EU erneut in der Pflicht einzugreifen. Neben den obligatorischen physikalisch-chemischen Kontrollen zur Klassifizierung der Öle wurde ein zusätzlicher Test entwickelt, der Farbe, Geruch und Geschmack der Öle kontrolliert. Hier müssen zehn unabhängige Prüfer die Öle nach strengen Kriterien testen, und zwar immer dann, wenn es Streitigkeiten über die Klassifizierung der Öle gibt. Hält zum Beispiel ein natives Olivenöl diesem Test nicht stand, dann muß es raffiniert werden.

chemische Lösungsmittel zur Extraktion durchaus erlaubt sind. Um dem so behandelten Öl wieder etwas mehr Geschmack oder Farbe zu geben, wird oft im nachhinein wieder natives Olivenöl zugesetzt. Der Ölsäureanteil darf auch hier nicht mehr als 1,5 Gramm pro 100 Gramm Öl betragen.

Die Qual der Wahl

Zur Wahl des »richtigen« Olivenöls sei nur soviel gesagt: Hier entscheidet außer dem Preis nur der persönliche Geschmack und die Art der Speisen, die Sie damit zubereiten wollen. Natürlich ist das *native Olivenöl extra* oder das *olio extra vergine* das qualitativ hochwertigste und somit auch das teuerste. Die geschmackliche Vielfalt ist dabei genausogroß wie das Angebot des Öls aus unterschiedlichen Ländern und Regionen. Übrigens finden Sie auch diese Herkunftsbezeichnungen auf den Etiketten.

Wahre Kenner sind– ebenso wie beim Wein – in der Lage, durch eine Degustation genau zu bestimmen, woher ein bestimmtes Öl stammt.

So schmeckt zum Beispiel ein Olivenöl aus der Gegend von Florenz eher zart fruchtig, während das Öl aus Siena eher eine kräftige Note aufweist. Aus Umbrien kommt ein grüngolden schimmerndes, dickflüssiges Öl, das aus Kalabrien ist im Unterschied dazu dünnflüssig und von satter gelber Farbe. Auch die spanischen Öle lassen sich auf diese Weise unterscheiden. Öl, das aus den Küstenregionen kommt, ist geschmacklich äußerst mild, das aus dem Landesinneren leicht säuerlich und von einem transparenten Hellgelb.

Dies sind nur einige der unzähligen Variationen. Auch in Griechenland, Frankreich und Portugal lassen sich solche Unterschiede feststellen. Bislang kommen immer noch fast 80 Prozent des in Deutschland importierten Olivenöls aus Italien. Doch die anderen Mittelmeerländer ziehen nach, insbesondere infolge der großangelegten EU-Kampagne zur Förderung des Verbrauchs von Olivenöl.

TIP

Besonders auffällige und teuer wirkende Verpackungen sind kein Garant für gute Qualität. Sie treiben allenfalls die Preise noch mehr in die Höhe.

Haltbarkeit

Im Vergleich zu anderen Ölen – abgesehen von den raffinierten – hält sich Olivenöl bei sachgerechter Lagerung relativ lange, ohne ranzig zu werden. Die schon erwähnte Peroxidation hat hier wenig Chancen, da das Olivenöl einen sehr hohen Anteil an einfach ungesättigten Fettsäuren aufweist. Hinzu kommt der hohe Anteil an Antioxidanzien, die als wichtiger Zellschutz gelten, da sie die freien Radikalen binden. Antioxidanzien sind die Vitamine Beta-Carotin (Provitamin A), Vitamin E (Alpha-Tocopherol), Vitamin C und Selen. Auch sie bieten dem Olivenöl einen wirksamen Schutz. Sie sorgen für eine lange Haltbarkeit.

Ein weiterer Bestandteil ist das Chlorophyll, welches ebenfalls reichlich in Olivenöl vorhanden ist. Es handelt sich dabei um einen sehr lichtempfindlichen Stoff, der bei Lichteinwirkung den Zersetzungsprozeß beschleunigt. Deshalb sollten Sie Olivenöl in dunklen und gut verschließbaren Gefäßen aufbewahren. Die beste Lagertemperatur liegt zwischen 6 und 16 °C. Bei Lagerung im Kühlschrank flockt das Öl aus, allerdings bekommt es schnell wieder seine natürliche Konsistenz, wenn Sie die Flasche einige Zeit bei Raumtemperatur stehenlassen. Ungeöffnet hält sich Olivenöl gut ein Jahr, danach können zwar leichte Geschmacksveränderungen auftreten, die aber die eigentliche Qualität des Öls nicht beeinträchtigen.

Olivenöl in der Küche

Natives Olivenöl extra und natives Olivenöl können Sie kalt für alle Salate und für Rohkost verwenden, für Salatsoßen und Marinaden. Warm eignen sich beide Öle zum Dünsten und Schmoren von Gemüsen, Fleisch oder Fisch. Und auch sonst sind keine Grenzen gesetzt, erlaubt ist, was schmeckt. Dies gilt auch für das Olivenöl, das zusätzlich stärker erhitzt werden kann und sich deshalb zum Backen, Braten und Fritieren eignet.

Aufgrund seiner spezifischen chemischen Zusammensetzung gilt Olivenöl inzwischen als das gesündeste Speisefett. Aufgrund seiner prophylaktischen und therapeutischen Qualitäten sollten Sie es möglichst als Hauptfettquelle verwenden. Die medizinischen Gesichtspunkte des Olivenöls werden ab Seite 92 ausführlich erläutert.

Moderne Forschung

Bis vor einigen Jahren lauteten die Empfehlungen, daß Sie möglichst einen großen Anteil an mehrfach ungesättigten Fettsäuren (Polyensäuren) mit der Nahrung aufnehmen sollten, unter besonderer Berücksichtigung der Linol- und Linolensäure. Diese Fettsäuren sind besonders in Sonnenblumenöl, Distelöl und Sojaöl enthalten. Damals gaben die inzwischen veralteten Richtlinien des Bundesverbandes der Diätetischen Lebensmittelindustrie vor, daß diese Öle einen Anteil von mindestens 60 Prozent an ungesättigten Fettsäuren enthalten sollten, um als diätetische Lebensmittel ausgewiesen werden zu können. Ein entsprechender Vermerk auf den Flaschen erweckte bei den Verbrauchern den Eindruck, ein besonders gesundes Speiseöl mit nach Hause zu tragen. Damals gingen die Experten noch davon aus, daß sich diese Speisefette positiv auf den Cholesterinspiegel auswirkten und somit einen entsprechenden Schutz vor Arteriosklerose, Herz-Kreislauferkrankungen und Herzinfarkt böten. Heute weiß man es besser. Denn durch diese Fette konnte allenfalls der Gesamtcholesterinspiegel gesenkt werden. Das heißt, »gutes« HDL- und »böses« LDL-Cholesterin waren gleichermaßen betroffen. Und das konnte nicht das Ziel einer gesunden Ernährung sein.

Zudem gaben eine Studie an der schwedischen Universität Uppsala, die 1998 veröffentlicht wurde und an der mehr als 60 000 Frauen teilgenommen hatten, sowie eine Veröffentlichung des Deutschen Krebszentrums in Heidelberg aus dem Jahr 1997 zu der Vermutung Anlaß, daß ein Zuviel an mehrfach ungesättigten Fettsäuren und an Linolensäure Brustkrebs verursachen könnte. Aufgrund der Studienergebnisse wurden die mehrfach ungesättigten Fettsäuren nicht mehr als besonders gesund empfohlen. Als ein wirklich gesundes Nahrungsmittel gelten seit dieser Erkenntnis Öle mit einem hohen Anteil an Monoensäuren, also an einfach ungesättigten Fettsäuren, mit denen es gleichzeitig leicht möglich ist, den täglichen Bedarf an Linolensäure (7-10 Gramm/Erwachsener) zu decken. Diese Fette weichen nicht oder nur geringfügig von der Struktur des Olivenöls ab. Außerdem haben sie keine Transfettsäuren. Transfettsäuren weisen bestimmte Veränderungen der Fettsäureketten auf und können sich sehr negativ auf bestimmte Stoffwechselvorgänge auswirken, wie beispielsweise auf den Aufbau der lebensnotwendigen Prostaglandine (Gewebshormone), und führen zu einem Anstieg des Cholesterinspiegels.

Die Tatsache, daß Olivenöl als einzige wirkliche Alternative diese Voraussetzungen erfüllt, weckte den Erfindungsgeist internationaler Forscherteams. Denn in manchen Ländern hat Olivenöl aufgrund seines intensiven Geschmacks noch einen überaus exotischen Stellenwert. Dort werden eher vollkommen geschmacksneutrale Öle für den täglichen Gebrauch bevorzugt; so zum Beispiel in den USA. Es verwundert daher nicht weiter, daß man jenseits des Atlantiks keine Kosten und Mühen gescheut hat, um ein geschmacksneutrales Produkt zu kreieren, das gleichzeitig den modernen Ansprüchen einer gesunden Ernährung gerecht würde und in allen Bereichen der Küche risikolos eingesetzt werden könnte. Zusätzlich müßte es mit der Eigenschaft ausgestattet sein, auch bedenkenlos erhitzt werden zu können. Wie auf Seite 26 beschrieben, benötigen solche Fette eine besondere chemische Struktur. Den Amerikanern gelang es, speziell zu diesem Zweck eine neue Pflanze zu züchten. Dabei haben sie Sonnenblumensamen auf traditionelle Weise so verändert, daß die Fettsäurestruktur fast identisch mit der des Olivenöls ist.

Das aus dieser Saat gewonnene Öl, also ein Sonnenblumenöl, wurde unter dem kryptischen Namen »HOSO« patentiert. Dieses Öl bildet seither die Basis für ein vollkommen neues Speisefett, das zusätzlich mit Sesamöl und Reisschalenöl stabilisiert wird. Es wurde vor kurzem vom Bundesinstitut für gesundheitlichen Verbraucherschutz und Veterinärmedizin als diätetisches Lebensmittel zugelassen. Es kommt in den nächsten Tagen unter dem nicht unbedingt appetitanregenden

Namen »Good-Fry« als Gourmet- und als Fritieröl auf den deutschen Markt. Ob es sich hier behaupten kann und bei den Verbrauchern ankommt, wird sich erst noch zeigen.

Dieses Öl bietet folgende Vorteile:

- Es weist eine sehr günstige Fettsäureverteilung auf, hat also einen großen Anteil an einfach ungesättigten Fettstoffen.
- Es bietet die gesunden Eigenschaften der Sesam- und der Reispflanze.
- Während das Olivenöl einen Anteil an einfach ungesättigten Fettsäuren von bis zu 77 Prozent aufweist, hat das neue Öl immerhin einen Anteil von 83 Prozent. Scheint also noch gesünder zu sein.

Es handelt sich dabei um ein hellgelbes, durchsichtiges und dünnflüssiges Öl. Geschmacklich und geruchlich ist es fast vollkommen neutral.

Sesamöl

Auch dieses Öl wird aus den Samen der Pflanze gewonnen. Der Ertrag liegt bei etwa 50 Prozent. Sesamöl ist seit Jahrtausenden als Heilöl ein fester Bestandteil der orientalischen Volksmedizin, insbesondere im Ayurveda. Die positiven Heilwirkungen des Öls, mit denen man jahrtausendelang beste Erfahrungen gemacht hatte, sind inzwischen dank modernster wissenschaftlicher und pharmakologischer Methoden nachgewiesen worden.

Die Sesampflanzen wachsen und gedeihen in einem sehr heißen, oft feuchten Klima. Nicht selten sind sie das Opfer von größeren Insektenangriffen und werden dabei angestochen. In diese Öffnungen kann Sauerstoff eindringen, der zum Abster-

ben der Pflanzen führen würde. Deshalb haben die Sesampflanzen im Laufe der Evolution bestimmte Stoffe entwickelt,
um ihr natürliches Überleben zu sichern. Sie benutzen dazu
bestimmte Schutzstoffe, Sesamin und Sesamolin, welche
wichtige Vorstufen für die stärksten in der Natur vorkommen-
den Antioxidanzien sind.
So konnte im Tierversuch folgendes eindeutig nachgewiesen
werden:

- Sesamöl stabilisiert Vitamin E (Alpha-Tocopherol).
- Es wirkt lebensverlängernd – zumindest bei Ratten.
- Sesamin beugt der Cholesterin-Absorption im Serum vor.
- Sesamin ist ein gesunder Stabilisator von Speiseöl.

Deshalb ist es wichtig, diese Stoffe bei der Ölgewinnung zu
erhalten. Das bedeutet, das Sesamöl muß sehr vorsichtig
raffiniert werden. Von industriell raffinierten Produkten ist
daher abzusehen. Und zwar auch dann, wenn dem Öl nach der
Extraktion diese Stoffe wieder als Zusätze beigemischt werden.
Sie sind dann wertlos.

Sesamöl hat eine hellgelbe Farbe und kann nur sehr kurz erhitzt
werden. Es besteht fast zu 85 Prozent aus ungesättigten Fettsäuren (Ölsäure und Linolsäure) und ist trotz dieser Fettsäurezusammensetzung relativ haltbar. Von Kennern wird es aufgrund seines
hohen Anteils an Antioxidanzien geschätzt. In der orientalischen
und asiatischen Küche wird es gerne als Würzöl verwendet, indem
es kalt über die fertigen Gerichte gegeben wird.
Manch einer hat es lieber etwas kräftiger und weicht auf das
Sesamöl aus gerösteten Samen aus.

Ölgewinnung aus Reisschalen

Der zweite Bestandteil des neuen diätetischen Öls wird aus Reisschalen gewonnen. Vegetarier und Liebhaber der Naturkost schwören schon lange auf die gesundheitlichen Vorteile von unpoliertem Reis. Er enthält besonders wichtige Stoffe und ist zudem überaus bekömmlich.

Was vielleicht weniger bekannt ist, ist die Tatsache, daß die Schale von unpoliertem Reis zu 20 Prozent aus Öl besteht. In Deutschland bezeichnet man dieses Öl fälschlicherweise als Reiskeimöl, obgleich es nicht aus den Keimen gewonnen wird. Dieses »Reisschalenöl« beinhaltet ebenfalls überaus nützliche Stoffe, das Avenaterol und das Oryzanol. Ersteres ist ein natürliches Antioxidans. Beim Erhitzen verhindert es, daß sich im Öl polymere (unverdauliche) Begleitstoffe bilden. Das Oryzanol führt zu einer deutlichen Senkung des LDL-Cholesterin ohne das HDL-Cholesterin zu beeinträchtigen.

FAZIT

Dieses neue Diätöl besteht also aus durch natürliche Selektion veredeltem Sonnenblumenöl, versetzt mit Sesam- und »Reiskeimöl«. Es wurde zur Prophylaxe und als Therapeutikum entwickelt, um den Gesamtcholesterinspiegel positiv zu beeinflussen.

Gentechnik und Ölproduktion

Natürlich konnte dieses besonders gesunde Öl nur mit Hilfe der Gentechnologie entwickelt werden. Die Züchtung von Sonnenblumen mit der Fettmusterstruktur von Oliven war das Ergebnis jahrzehntelanger Forschung.

Die Gentechnologie machte es möglich, Pflanzen so zu verändern, daß sie den modernen ernährungsphysiologischen Ansprüchen gerecht werden. Die Lebensmittelindustrie arbeitet schon lange mit solchen Fetten, beispielsweise mit palmitinsäure- und stearinsäurereichen Rapsölen, die man ebenfalls aus der Saat gentechnisch veränderter Rapspflanzen gewinnt. Diese Öle eignen sich besonders gut zur Herstellung von Margarine und werden von den Lebensmittelherstellern auch dafür eingesetzt. Der Vorteil: Bei diesen Ölen entfällt der Prozeß der Hydrierung, also der Fetthärtung (siehe Seite 28), und es entstehen keine gesundheitsschädlichen Transfettsäuren. Auch Sojabohnen werden auf diese Weise neu gezüchtet. Gentechnisch veränderte Rapsöle mit einer ernährungsphysiologisch verbesserten Fettsäurezusammensetzung stehen auch bei uns kurz vor der Markteinführung und sollen mit dem handelsüblichen Palm- und Kokosfett konkurrieren.

Zudem laufen derzeit international verschiedene Forschungsreihen, die durch gentechnologische Veränderungen versuchen, die Oxidationsstabilität (siehe Seite 56) bei Pflanzenölen zu erhöhen. Beispielsweise wird versucht, bei bestimmten Ölpflanzen den Linolensäureanteil in den Triglyceriden zugunsten von Ölsäure zu senken. Mit Hilfe der Gentechnik scheint es auch in absehbarer Zeit zu gelingen, die wichtige Gamma-Linolensäure, die sich in hohem Maße in Borretsch- und Nachtkerzenöl befindet, auf herkömmliche Ölsaaten zu übertragen.

Die Industrie verspricht sich viel von diesen sogenannten »designer oils«, da es dann künftig möglich sein wird, natürliche Pflanzen so umzubauen, daß sie ernährungsphysiologisch optimal den entsprechenden Gesundheitsbedingungen angepaßt werden können. Was die Natur nicht vermag, wird der Mensch in den nächsten Jahren schon richten.

Doch bei aller Aufgeschlossenheit gegenüber neuen Forschungszielen bleibt die Frage, ob sich der Verbraucher auf diese Kunstprodukte einläßt. Zwar sind schon viele pro Gentechnologie, wenn es um die Entwicklung neuer Medikamente oder auch Therapieformen geht. Doch bei der gentechnologischen Veränderung von Lebensmitteln hört für so manchen der Spaß auf. Dieser Übergriff auf den Alltag verursacht bei vielen Angst vor unüberschaubaren möglichen Risiken. Man darf also gespannt sein, ob sich die Designer-Öle in den nächsten Jahren einen Platz in den Regalen der Supermärkte erobern werden.

Heilen mit Sonnenblumenöl

Obgleich das Sonnenblumenöl aufgrund seiner Zusammensetzung inzwischen innerhalb Europas von Ernährungswissenschaftlern und Diätberatern nicht mehr unbedingt als gesundes Speisefett empfohlen wird, sollte es dennoch nicht stiefmütterlich behandelt werden, nicht zuletzt aufgrund seines ungewöhnlich hohen Vitamin-E-Gehalts. Es hat durchaus nachweisbare heilende Effekte – allerdings wird es inzwischen weniger als Speiseöl benutzt, sondern vorwiegend zur Entgiftung des Organismus. Es sei denn, es wurde gentechnologisch manipuliert, und zwar dahingehend, daß der hohe Anteil an mehrfach ungesättigten Fettsäuren und an Linolensäure (immerhin beträgt ihr Anteil 58 Prozent) zugunsten der Ölsäure verändert werden konnte.

Sonnenblumen sind äußerst lichtorientierte Pflanzen, die ihre Blüten immer nach der Sonne ausrichten. Auf Feldern und in großangelegten Plantagen »blicken« sie deshalb immer in eine Richtung.

Die Sonnenblume mit der lateinischen Bezeichnung Helianthus gehört zur Gattung der Korbblütler. Allein in Amerika werden an die 100 verschiedenen Sorten unterschieden.

Vertraut ist Ihnen mit Sicherheit die Gemeine Sonnenblume

(Helianthus annuus), eine einjährige Pflanze, die bis zu drei Meter hoch werden kann. Die Blütenköpfe, in denen bis zu 2000 Samenkörner heranreifen können, erreichen einen Durchmesser von 20 bis 30 Zentimeter. Aus dieser Spezies, die als eine der ölreichsten Pflanzen gilt, wird das Sonnenblumenöl gewonnen, ein dünnflüssiges, hellgelbes Öl, das kaltgepreßt einen angenehm nussigen Geschmack hat. Gartenliebhaber schätzen die Sonnenblumen aufgrund ihrer intensiven gelben Farbe als willkommene Zierpflanzen. Aufgrund der Farbe und der Form gelten Sonnenblumen als Symbol für Freundlichkeit und Helligkeit.

Wußten Sie, daß …
… die Kulturform der Gemeinen Sonnenblume sich in vorkolumbianischer Zeit im Süden Nordamerikas entwickelt hat? Ab 1569 kam sie aus Peru über Spanien nach Europa. In ihrem Heimatland wurde sie von den Indianern schon seit Jahrtausenden als Insignie des Sonnengottes und als Fruchtbarkeitssymbol verehrt.
… bereits die Indianer die Sonnenblumenkerne zur Ölgewinnung benutzten? Das Öl war schon damals fester Bestandteil der Volksmedizin und wurde innerlich und äußerlich als Heilmittel angewandt. So beispielsweise als Massageöl bei Gelenkschmerzen und Verstauchungen und zur Förderung der Wundheilung.
… es diesen Volksstämmen aber auch als ein wichtiges Mittel zur Körper- und Hautpflege diente und die Basis für die Farben der rituellen Körperbemalungen bildete?
… die Gemeine Sonnenblume als Nutzpflanze vor allem in Süd- und Nordamerika sowie in Südosteuropa, in Rumänien, Bulgarien und Ungarn kultiviert wird?
… im Süden Rußlands der großangelegte Anbau von Sonnenblumen zur Ölgewinnung eine lange Tradition hat?

Die Bedeutung des Sonnenblumenöls in Rußland

Angeblich hat ein ukrainischer Bauer zu Beginn des 19. Jahrhunderts erstmalig großflächig Sonnenblumen zur Ölgewinnung angebaut. Sein Heimatdorf Alexierka trägt seitdem auch den Beinamen »Hauptstadt der Sonnenblumen«.

Schnell wurde die Erzeugung von Sonnenblumenöl ein wichtiger Wirtschaftsfaktor weit über die Grenzen der Ukraine hinaus.

Auch in der russisch-orthodoxen Kirche spielte es eine wichtige Rolle als sogenanntes Fastenöl, da in den streng vorgeschriebenen Fastenzeiten, vor allem vor Ostern und Weihnachten, der Verzehr von allen tierischen Produkten wie Fleisch, Eier, Milch, Butter und Käse streng verboten war. In dieser Zeit spielte das Pflanzenöl eine wichtige Rolle als Energielieferant.

An das Klima stellen diese Nutzpflanzen keine besonderen Ansprüche, sie wachsen sowohl in kühlen als auch in warmen Regionen. Infolge der langjährigen Tradition, die man in Rußland mit dem Sonnenblumenöl verbindet, verwundert es nicht weiter, daß gerade von dort ein offenbar bewährtes Heilverfahren kommt, das sich auch bei uns derzeit größter Beliebtheit erfreut.

Die Öl-Ziehkur

In Rußland ist sie offensichtlich seit Jahrhunderten ein fester Bestandteil der Volksmedizin. Die Methode war billig und einfach anzuwenden. Allerdings geriet diese Therapie und Prophylaxe zwischendurch in Vergessenheit und wurde von schulmedizinischen Verfahren verdrängt.

Doch in den 80er Jahren erlebte diese bewährte Methode ein durchschlagendes Comeback weit über die Grenzen Rußlands hinaus.

Damals hielt der russische Arzt Dr. F. Karach auf einer Tagung des Allukrainischen Verbandes der Onkologen und Bakteriologen ein Referat über einen ungewöhnlichen Heilungsprozeß, der mit ganz einfachen Mitteln angeregt wird. Die Basis dafür bildet Sonnenblumenöl (russisch Araschid). Das Verfahren war so einfach und die geschilderten Heilerfolge so beeindruckend, daß dieser Vortrag gleichzeitig Erstaunen und Begeisterung auslöste, aber auch Polemik und Skepsis. Hartgesottene Schulmediziner sahen in diesem Verfahren, dessen Ergebnisse an Wunderheilungen und Spontanremissionen erinnerten, Anlaß zu größtem Mißtrauen. Viele verteufelten die Öl-Ziehkur anfänglich als einen Rückfall in die graue Vorzeit der Medizin. Bei uns wurde diese Entgiftungsmethode Anfang der 90er Jahre bekannt. Und zwar durch eine Veröffentlichung in »Natur und Medizin«, der Mitgliederzeitschrift der Fördergemeinschaft für Erfahrungsheilkunde der Karl-und-Veronica-Carstens-Stiftung. 1991 wurde diese Volksmedizin dort erstmals vorgestellt. Diese Veröffentlichung stieß auf ungeahnte Resonanz, so daß sich die Herausgeber veranlaßt sahen, möglichst viel über dieses Heilverfahren zu erfahren. Es war fast unmöglich und erforderte viel Mühe und Geduld, den Originaltext des Vortrages zu bekommen. Er kursierte in zahlreichen Variationen von unterschiedlichen Autoren. Ob damals gleichzeitig mehrere Artikel in Rußland zu diesem Thema veröffentlicht wurden, oder ob die Vielfalt durch Übersetzungsprobleme verursacht wurde, ist bislang nicht geklärt. Unumstritten ist jedoch, daß die Öl-Ziehkur in der Ukraine und in Weißrußland ein weitverbreitetes Heilverfahren darstellt.

Es werden damit sowohl akute Krankheiten behandelt als auch chronische Krankheiten ausgeheilt. Dr. F. Karach beschrieb in seinem Referat sogar Fälle, bei denen mit Hilfe der Öl-Ziehkur teilweise sogar auf bevorstehende chirurgische Eingriffe und auf die Einnahme starker Medikamente verzichtet werden konnte, die nicht selten ein gehöriges Nebenwirkungsspektrum aufweisen.

Doch wie funktioniert diese Heilmethode? Der russische Mediziner beschreibt das Verfahren wie folgt:

»Der eigentliche Grundsatz dieses Heilverfahrens besteht hauptsächlich in der einfachen Art und Weise, nämlich im Schlürfen oder Saugen des Öls in der Mundhöhle und daß der weitere Heilvorgang vom menschlichen Organismus allein vollzogen wird. Auf diese Weise ist es möglich, Zellen, Gewebe und alle anderen menschlichen Organe gleichzeitig zu heilen. Dadurch wird die Vernichtung der Mikroflora und damit die Zerstörung des menschlichen Organismus verhindert. Sonst aber ist sein Gleichgewicht angegriffen und in letzter Konsequenz auch seine Lebensdauer. Der Mensch lebt also praktisch um die Hälfte kürzer. Er könnte 140–150 Jahre alt werden.«

Ob dieser Zustand angestrebt werden sollte, sei dahingestellt. Tatsache ist jedoch, daß die westliche Medizin diesbezüglich bereits Ungeheueres geleistet hat. Das 20. Jahrhundert hat, medizinisch betrachtet, größere Erfolge aufzuweisen als jeder andere Bereich der Menschheitsgeschichte. Bereits unsere Lebenserwartung hat sich dank der modernen Medizin im Vergleich zu unseren Vorfahren verdoppelt und verdreifacht. Aber was nutzt uns eine Verlängerung des Lebens bei abnehmender Lebensqualität? Viele Menschen werden im Alter multimorbide, das heißt, sie leiden unter den unterschiedlichsten Zipperlein bis hin zu schweren Erkrankungen, die nur durch entsprechende Medikamente behandelt werden können. Diese haben oft erhebliche Nebenwirkungen, die zu weiteren Beeinträchtigungen der Gesundheit führen und wiederum zusätzliche Medikamente erfordern. Ein Teufelskreis beginnt. Es ist ungeheuerlich, was der Organismus eines sogenannten »Multioxi-kophagen« diesbezüglich im Laufe eines Tages verkraften muß. Außerdem bedeutet das zunehmende Alter in Verbindung mit Krankheit auch eine erhebliche Belastung des Gesundheitssystems. Und so verwundert es nicht weiter, daß nach Alternativen gesucht wird, die auf natürliche Art und Weise die Lebensqualität erhalten oder wiederherstellen, indem mit deren Hilfe Krankheiten vermieden oder auf natürliche Art und Weise wieder ausgeheilt werden.

Den alternativen Heilverfahren und der Naturmedizin kommt in diesem Zusammenhang eine immer größere Bedeutung zu. Inzwischen haben sich diese Verfahren etabliert. Immer mehr Schulmediziner sind gegenüber Zusatzausbildungen aufgeschlossen und verbinden traditionelle Heilverfahren mit moderner High-Tech-Medizin. Der Heilerfolg gibt ihnen recht. In den USA kann man diese Tendenz schon seit Jahren beobachten. Vielleicht erklärt das auch den durchschlagenden Erfolg und die ungeheure Akzeptanz gegenüber der Öl-Ziehkur, die sich ziemlich schnell auch bei uns als wirksames Heilverfahren etabliert hat.

Die Öl-Ziehkur ist bei vielen Erkrankungen anwendbar:

- Kopfschmerzen
- Erkrankungen der Atemwege (Bronchitis, Husten, Schnupfen, Halsschmerzen, Mandelentzündungen)
- Verschleimung im Kopfbereich (Kiefer-, Stirnhöhle, Ohren)
- bei Erkältungskrankheiten als wirksame Therapie und Prophylaxe
- Entzündungen im Mund-Rachenraum
- Erschöpfungszustände als Folge von Streß und damit verbundene Schlafstörungen
- chronisches Müdigkeitssyndrom

- entzündliche Prozesse in den Gelenken, zum Beispiel bei rheumatischen Beschwerden, Arthrosen, Polyarthritis
- Hauterkrankungen und Dermatosen
- Frauenleiden wie Menstruationsbeschwerden, PMS-Syndrom
- chronische Entzündungen der Harnwege
- Nierenentzündungen
- Erkrankungen und Störungen im Magen-Darmtrakt
- Depressionen und depressive Verstimmungen
- jedwede Form von Bluterkrankungen
- Alkohol- und Drogenmißbrauch
- Entzugserscheinungen

Die Öl-Ziehkur eignet sich aber auch als wirksame Prophylaxe, damit bestimmte Erkrankungen erst gar nicht entstehen, denn sie stabilisiert das Immunsystem und beugt einer Infektionsanfälligkeit vor.

Einige Zivilisationskrankheiten wie Allergien, chronische Müdigkeit, Stoffwechselstörungen und andere Funktionsstörungen des Organismus infolge von starken Belastungen durch Umweltschadstoffe können mit dieser Methode wirksam beeinflußt werden.

Dr. Karach gab als zusätzliche Indikationsgebiete auch noch chronische Bluterkrankungen, Störungen von Lunge, Magen und Leber sowie Nervenschwäche an.

Allgemein konnte beobachtet werden, daß alle Personen, die sich über einen gewissen Zeitpunkt dieser Kur unterzogen hatten, sich deutlich wohler fühlten, besserer Laune waren, die Depressionen verschwanden, und die Immunabwehr funktionierte besser.

Studienergebnisse

Angeregt durch die Veröffentlichung in der Zeitschrift »Natur und Medizin« führte die holländische Ärztin R. Frey eine Studie durch, die die Heilerfolge dieses Verfahren positiv bestätigte.

Insgesamt 39 Frauen und Männer zwischen 25 und 73 Jahren schlürften über einen Zeitraum von zwei Monaten täglich ein- oder mehrmals Sonnenblumenöl. Nach Ablauf dieser Zeit waren 6 der Versuchspersonen zu 100 Prozent beschwerdefrei. 9 Personen erlebten eine erhebliche Verbesserung ihres Gesundheitszustandes, die Beschwerden gingen um 50 bis 80 Prozent zurück, 12 Personen erfuhren eine geringe Verbesserung und 12 Teilnehmer verspürten keine Veränderung.

> Die Teilnehmer der Studie litten unter anderem unter folgenden Erkrankungen: Depressionen, Müdigkeit, Mattigkeit, Unruhe, Schlafstörungen, Konzentrationsstörungen, Gelenkbeschwerden, Muskelkrämpfe, Hypoglykämie, Migräne, Verstopfung, Bauchweh, Magenschmerzen, Rückenschmerzen, Schmerzen durch Arthrose in den Hand- und Fußgelenken, chronische Erkältungen, Infektionen der oberen Luftwege, Beschwerden während der Wechseljahre, Durchblutungsstörungen, chronischer Juckreiz.

Nebenwirkungen

Während der Öl-Ziehkur kann es zur Verschlimmerung bestimmter Symptome kommen. Allerdings legen sich die Beschwerden relativ schnell. Diese sogenannte Erstverschlimmerung spricht allerdings nicht gegen die Therapie. Dieses Phänomen ist auch aus anderen Naturheilverfahren bekannt, zum Beispiel aus der Homöopathie. Es bedeutet, daß der Organismus auf die Behandlung reagiert.

Insbesondere bei chronisch Kranken konnte bereits nach einigen Tagen eine deutliche Besserung ihres Gesamtzustandes beobachtet werden.

Heilen mit Ölziehen

Bislang gibt es für den durchschlagenden Erfolg der Öl-Ziehkur noch keine wissenschaftlichen Beweise. Aber es gibt einleuchtende medizinische und physikalische Erklärungsversuche. Man weiß, daß der Organismus täglich einer enormen Schadstoffbelastung ausgesetzt ist. Umweltbelastungen, Smog, verseuchte Nahrungsmittel, Giftstoffe in Kleidern, Möbeln und Baustoffen gehören dazu. Alle diese Substanzen lagern sich mittel- bis langfristig auch in den Zellen ab. Aber das sind nur die »äußerlichen« Störfaktoren. Durch den Stoffwechselprozeß werden täglich Substanzen gebildet, die Ihr Organismus nicht mehr verarbeiten und ausscheiden kann. Statt dessen werden diese Stoffe in den Geweben deponiert. Mit der Zeit führen diese Ablagerungen jedoch zu schweren Gesundheitsproblemen, die zunächst mit allgemeinen Befindlichkeitsstörungen beginnen und sich mit der Zeit zu schweren chronischen Krankheitsbildern auswachsen können. Um dieses zu vermeiden, muß der Organismus regelmäßig entgiftet werden.

Ölziehen – eine wirksame Entgiftungskur

Wie ist es aber zu erklären, daß das Bewegen von Öl in der Mundhöhle derart wirksam entgiftet? Frau Dr. Veronika Carstens hat dafür in ihrem Patientenratgeber »Sonnenblumenöl« eine einleuchtende Erklärung geliefert, die sich auch mit den Erfahrungen des Ayurveda deckt.

Durch das Bewegen des Öls wird offensichtlich in der Mundschleimhaut ein Reiz erzeugt, der diese dazu veranlaßt, die Schadstoffe abzusondern. Diese Schadstoffe sind meistens fettlösliche Substanzen, so daß sie durch das Öl gebunden werden.

Durch die Bindung der Schadstoffe verändert sich die Struktur des Öls. Von seiner natürlichen Konsistenz und Farbe wechselt es zu einer milchig-weißen schaumigen Masse.

Offensichtlich werden durch diese Prozedur auch Bakterien gebunden, was eine Erklärung dafür wäre, daß sich die Öl-Ziehkur überaus positiv auf mögliche oder tatsächliche Entzündungsherde im Mund-Rachenraum auswirkt. Auch Zahninfektionen können damit erfolgreich behandelt werden.

Durch das Öl wird folgendes bewirkt:
- Es regt gewissermaßen die Schadstoffemission des Organismus an und benutzt die Mundschleimhaut als Ausscheidungsorgan.
- In der Mundhöhle werden die gelösten Schadstoffe von dem Öl gebunden und können einfach ausgespuckt werden. Deshalb sollte das Öl während des Ziehens, Kauens oder Schlürfens auch im nachhinein nicht wieder verschluckt werden.
- Nach jeder Spülung muß der Mund gründlich mit warmem Wasser gereinigt werden.

Eben dieser Sachverhalt gab zu bestimmten Ängsten Anlaß, was denn geschieht, wenn Sie das »giftige« Öl aus Versehen wieder verschlucken? Diese Ängste scheinen unberechtigt zu sein. Besonders wenn Sie davon ausgehen, daß die durch das Öl gebundenen Schadstoffe vorher im Organismus eingelagert waren. Nach dem unbeabsichtigten Schlucken wären Sie nicht vergifteter als vorher. Sie müßten mit der Prozedur nur noch einmal beginnen.

G. P. Malachow, der Autor eines 1994 in St. Petersburg erschienenen Buches mit dem Titel »Heilkräften – Die Reinigung

> »Unsere Speicheldrüsen spielen nicht nur eine wichtige Rolle bei der Verdauung, sondern auch bei der Ausscheidung von verschiedenen Stoffwechselprodukten und Giften. Beim Kauen und Lutschen erhöht sich der Blutfluß durch die Drüsen um das 3- bis 4fache, die reinigende Wirkung dieser speziellen ›Filter‹ wird damit erheblich gesteigert. Der Organismus befreit sich so von schädlichen Mikroben, Toxinen und Säuren, der Gasaustausch wird verstärkt und der Stoffwechsel aktiviert. Das Öl dient dabei als Absorbens, das die freigesetzten Schadstoffe bindet.«

des Organismus«, führt den Wirkmechanismus dieses Verfahrens auf folgendes zurück.

Kleiner Aufwand – große Wirkung

Die Methode ist sehr einfach und kann von jedem zu Hause bequem durchgeführt werden. Zwar mag Sie am Anfang die Vorstellung etwas abschrecken, Öl über einen bestimmten Zeitraum im Mund zu bewegen, aber Sie gewöhnen sich schnell daran.

Sie benötigen ein gutes Sonnenblumenöl, möglichst nicht raffiniert, sondern kaltgepreßt und aus biologischem Anbau.

So gehen Sie am besten vor:

- Die Öl-Ziehkur führen Sie am besten morgens durch, gleich nach dem Aufstehen, vor dem Zähneputzen und auf nüchternen Magen.
- Nehmen Sie einen Eßlöffel Öl in den Mund, und bewegen Sie die Flüssigkeit dort zwischen 15 und 20 Minuten. Sie können das Öl schlürfen, kauen oder auch durch die Zähne »ziehen«.

Anfänglich kann diese Menge jedoch zu Ekel bis hin zum Brechreiz führen. Dann sollten Sie mit einer kleineren Dosis, zum Beispiel mit einem Teelöffel beginnen und die Menge langsam steigern. Auch die vorgegebene Zeit erscheint am Anfang etwas lang und unterscheidet sich im übrigen wesentlich von der ayurvedischen Ölspülung. Sie können mit 10 Minuten beginnen und es jeden Tag etwas länger versuchen.

- Nutzen Sie die Zeit des Ölspülens gleichzeitig zur Entspannung und zur geistigen Klärung, konzentrieren Sie sich also fast meditativ auf den Vorgang. Manchmal fällt es aber leichter, die Zeit durch kleine Tätigkeiten wie Blumengießen, Kaffeekochen oder gar Staubwischen etwas abzukürzen.
- Am Ende der Prozedur sollte das Öl, das dann mit Speichel durchsetzt ist, dünnflüssig sein und eine weißliche Farbe haben. Ist es noch zu gelb, dann müssen Sie die Spüldauer erhöhen. Ist das Öl weiß, hat es die fettlöslichen Schadstoffe, Schlacken, Bakterien und andere Krankheitserreger gebunden und kann ausgespuckt werden. Spülen Sie danach den Mund sorgfältig mit warmem Wasser aus, und putzen Sie sich die Zähne.

T I P

Sollte Ihnen das Ölziehen morgens besonders unangenehm sein, so können Sie das Verfahren auch mittags oder abends anwenden, jeweils vor den Mahlzeiten.
Im Falle akuter oder chronischer Erkrankungen kann die Kur auch dreimal täglich angewandt werden. Immer vor dem Essen.

- Zwingen Sie sich allerdings zu nichts. Wenn Sie während des Spülvorgangs das Gefühl haben, das Öl ausspucken zu müssen, dann geben Sie dieser Empfindung nach. Es kann sonst leicht zu Ekelgefühlen kommen, die Sie daran hindern, die Kur regelmäßig fortzusetzen.
- Die Kur sollten Sie regelmäßig und über einen längeren Zeitraum durchführen. In jedem Fall jedoch mehrere Wochen oder Monate.
- Bei chronischen Erkrankungen und zur Vorbeugung gegen Krankheiten sollte das Ölziehen zur täglichen Hygiene gehören.
- Der zusätzliche Vorteil dieses Verfahrens besteht darin, daß Sie es überall anwenden können und es zudem noch besonders kostengünstig ist. Denn in fast jedem Haushalt gehört Sonnenblumenöl zum Lebensmittelvorrat.

Es gibt auch Theorien, die den Heilerfolg des Sonnenblumenöls auf dessen physikalische Struktur zurückführen, vorausgesetzt, es handelt sich um ein natürliches und nicht durch Raffination denaturiertes Produkt.

Sonnenblumen sind sehr lichtorientierte Pflanzen und nehmen daher eine bestimmte Energie auf. So wird vermutet, daß diese energetische Kraft durch die Mundschleimhaut ebenfalls in den Organismus gelangt. Es handelt sich dabei um Lichtquanten oder Biophotonen, die vom menschlichen Organismus durchaus resorbiert werden können.

Forschungen haben ergeben, daß sich die Lichtenergie in den Sonnenblumenkernen speichert und bei der Kaltpressung auch erhalten bleibt und somit für die Erhaltung oder Wiederherstellung Ihrer Gesundheit durchaus genutzt werden kann.

Muß es immer Sonnenblumenöl sein?

Die Öl-Ziehkur ist zwar traditionell mit Sonnenblumenöl verbunden, und es konnten damit durchschlagende Heilerfolge verbucht werden. Deshalb wird die Kur auch vor allem mit diesem Öl empfohlen.

- Es eignet sich aber auch jedes andere pflanzliche Öl: Erdnußöl, Distelöl bis hin zum Olivenöl, wobei dieses, morgens auf nüchternen Magen genossen, eher etwas für Hartgesottene ist.
- Im Ayurveda wird für das Ölziehen gereiftes Sesamöl verwendet.
- Positive Erfahrungen konnte man auch mit dem Ziehen und Schlürfen von Aloe-Vera-Gel erzielen. Dieses Gel erweist sich als eine wichtige Alternative für all diejenigen, die unabhängig vom Geschmack des jeweiligen Öls einfach die Konsistenz als abschreckend oder gar »eklig« empfinden.

Aloe Vera weist eine lange Tradition als wirksame Heilpflanze auf. In ihrem Kulturkreis – also bei den Volksstämmen Mittel- und Nordamerikas – gilt sie seit Jahrtausenden als Universalheilmittel und ist deshalb heilig. Achten Sie bei dieser Alternative unbedingt darauf, daß Sie ein qualitativ hochwertiges Produkt wählen.

Entscheidend sind einzig Ihre persönlichen Vorlieben. Finden Sie für sich selbst heraus, wie Sie diese durchaus wirksame, einfache und kostengünstige Form der Entgiftung ohne zu großen Widerwillen anwenden können.

Wenn Sie jedoch den Ekel überhaupt nicht überwinden können, sollten Sie eine andere Form der Entgiftung finden. Es gibt viele Möglichkeiten – auch ohne Öl.

Fette und Öle im Ayurveda

Fette und Öle spielen im Ayurveda eine herausragende Rolle. Man unterscheidet drei Doshas – Vata, Pitta und Kapha. Ziel des Ayurveda ist es, diese drei Doshas in einer ausgewogenen Balance zu halten. Immer dann, wenn ein Dosha überwiegt, ist das Gleichgewicht gestört. In jedem Menschen sind diese drei Doshas von Geburt an vorhanden und bestimmen seinen Charakter. Dabei kann ein Dosha dominieren, aber auch zwei oder drei. Die typischen Eigenschaften der einzelnen Doshas bestimmen die Konstitution eines Menschen, das Ayurveda spricht deshalb von Konstitutionstypen.

Von der Konstitution jedes einzelnen kann man auf dessen Stärken, aber auch auf dessen Schwächen schließen. Die Konstitution verrät die Anfälligkeit für bestimmte Krankheiten, die Verträglichkeit und Vorliebe für bestimmte Nahrungsmittel, die Art der Wahrnehmung, die Ausprägung der verschiedenen Sinne.

Deshalb beginnt jede Behandlung im Ayurveda mit der Bestimmung der Konstitution. Es gibt fast keinen »reinen« Typus, vielmehr sind alle Menschen Mischtypen. Das heißt, jeder enthält alle drei Doshas, allerdings in unterschiedlicher Ausprägung.

Vata

schnell • beweglich • leicht

Vata führt die zwei anderen Doshas, es steht für Bewegung und Fluß. Das hat auch Auswirkungen auf den Organismus. Dort ist es nämlich verantwortlich für die Bewegungsabläufe in den Zellen und Eingeweiden. Es bestimmt den Grad der körperlichen und geistigen Aktivitäten, die Kommunikation und das Tempo der Verstoffwechselung, also wie schnell der Körper beispielsweise aufgenommene Stoffe resorbiert.

- Die *charakteristischen Eigenschaften* von Vata sind Beweglichkeit, Schnelligkeit; es ist leicht, kalt, subtil, rauh und trocken.
- Vatatypen sind eher schlank, wenn nicht gar überschlank, und dunkelhaarig. Auffällig ist, daß Haut und Haare zu Trockenheit neigen. Jeder Glanz fehlt.
- Doch sie sind leicht zu begeistern und entschlußfreudig, gehen nicht gern bei feuchtem, windigem Wetter vor die Tür, essen sehr unregelmäßig und neigen zu Verstopfung, Grübeleien, Kummer und Schlafstörungen.
- Sie haben ein eher dünnes Nervenkostüm.

Pitta

warm • scharf • flüssig

Pitta führt den Stoffwechsel an und regelt die Verdauung und den Wärmehaushalt. Zudem bestimmt Pitta den Grad der Intellektualität und der Emotionalität.

- Pitta werden folgende *Merkmale* zugeordnet: Wärme, Schärfe, Leichtigkeit, scharfer Geschmack; es ist eher flüssig und leicht ölig.
- Ein Mensch, dessen Konstitution von Pitta bestimmt wird, gehört rein physiognomisch eher zu den Durchschnittstypen. Normales Gewicht, helle Haare und eine helle bis rötliche Haut sind typische Merkmale.
- Die Haut ist warm und leicht fettig, oft neigen Pittatypen zu Sommersprossen oder Muttermalen.
- Diese Menschen überstürzen die Dinge nicht gerne, erledi-

gen ihre Pflichten sehr konzentriert und gewissenhaft, haben einen gesunden Appetit und lieben keine extremen Temperaturen.

- Sie sind gute Redner, da es ihnen leichtfällt, Dinge zu erlernen und diese gut wiederzugeben.
- Sie sind mutig und gehen gerne aufs Ganze, neigen allerdings zu Aggressivität und sind leicht reizbar.

Kapha

stabil • langsam • erdhaft

Kapha bestimmt die Körperstrukturen, den Flüssigkeitshaushalt und die körperliche Stabilität, indem es die Immunabwehr fördert.

- Die *typischen Eigenschaften* von Kapha sind Schwere, Kälte, Langsamkeit, Glätte, Stabilität, Trägheit. Kapha ist fest und ölig. Dies spiegelt sich auch bei den Kaphatypen wider.
- Sie leiden oft unter Übergewicht, haben eine glatte, leicht ölig glänzende Haut und kräftige dunkle Haare.
- Sie sind in ihren Handlungen und Aktivitäten langsam, aber sehr überlegt, gelten als starke Persönlichkeiten, die alles, was sie beginnen, konzentriert und ausdauernd zu Ende bringen.
- Da sie oft unter mangelndem Appetit leiden, funktioniert auch ihre Verdauung entsprechend schlecht.
- Kaphatypen ruhen in sich und sind ganz schwer zu irritieren.

Doch was hat das alles mit Fetten und Ölen zu tun?

Vata verbindet sich mit dem Attribut »trocken«. Demzufolge läßt sich ein Vataüberschuß leicht mit einer entsprechenden Ölbehandlung beheben. Das ist entscheidend, denn Vata ist das wichtigste der drei Doshas, da es Pitta und Kapha kontrolliert. Hat man den Vataüberschuß im Griff, so werden auch die anderen Doshas positiv beeinflußt.

Die Panchakarma-Therapie

Im Ayurveda gibt es sehr unterschiedliche Möglichkeiten, Öl einzusetzen. Einer der wichtigsten Bereiche ist sicher die Panchakarma-Therapie, die wichtigste Entgiftungskur dieser altindischen Medizin.

Der Körper wird zunächst von innen mit Sesamöl oder Butterfett geölt, das über einen bestimmten Zeitraum frühmorgens getrunken werden muß.

Wenn diese »Ölung von innen« abgeschlossen und der Organismus entsprechend vorbereitet ist, beginnt die äußerliche Ölanwendung. Dabei wird körperwarmes Sesamöl über den ganzen Körper verteilt. Die klassischen ayurvedischen Synchronmassagen sind dafür inzwischen berühmt. Das hierzu benötigte Massageöl wird unterschiedlich aufbereitet. Es wird mit verschiedenen Heilkräutern versetzt, die exakt auf die Symptome des zu behandelnden Menschen abgestimmt sind. Auch die Tatsache, daß im Ayurveda hauptsächlich Sesamöl verwendet wird, beruht nicht auf Zufall.

Mit Sesamöl verbindet man eine leicht »hitzende« Eigenschaft, und folglich ist Sesamöl besonders geeignet, das Vata zu beruhigen, und es wirkt zudem gleichzeitig harmonisierend auf alle drei Doshas. Zusätzlich hat es einen stark desinfizierenden und reinigenden Effekt und eignet sich deshalb besonders zur Entgiftung des Organismus. Im Ayurveda geht man davon aus, daß die Hunderttausende von Schadstoffen, die Sie täglich über die Nahrung, aber auch über Haut und Atemwege zu sich nehmen, fettlöslicher Natur sind. Also wird das Öl als Trägersubstanz benutzt, um diese Schadstoffe zu binden, damit sie vom Organismus wieder ausgeschieden werden können.

Der Königsguß

Zur Entgiftung werden sehr unterschiedliche Massageformen angewendet. Als eine der effektivsten gilt der sogenannte Königsguß. Der ganze Körper wird gewissermaßen in Öl gebadet. Der Grad der Entgiftung ist danach deutlich sichtbar. So wird zum Beispiel das Öl eines Rauchers während der Behandlung richtig trüb und dunkel, teilweise sogar schwarz, da die teerigen Substanzen offensichtlich durch die Haut ausgeschieden werden.

Gandusha

Es gibt allerdings noch eine weitere Methode, die stark an die Öl-Ziehkur erinnert, aber doch einige Besonderheiten und Unterschiede aufweist. Im Ayurveda heißt dieser Vorgang Gandusha, was soviel wie Mundspülung bedeutet.

Man nimmt frühmorgens, nach dem Zähneputzen, einen Schluck gereiftes Sesamöl in den Mund und spült beziehungsweise zieht dieses über einen Zeitraum von 5–10 Minuten durch die Mundhöhle, gurgelt dabei und spuckt es wieder aus. Mit dieser Mundspülung soll das Vata beruhigt werden. Zu-

Die Mundhöhle ist aus ayurvedischer Sicht als Entgiftungsorgan besonders geeignet, da von hier aus eine Verbindung zu Nase, Nebenhöhlen und Hörorgan besteht. Deshalb eignet sich das Ölziehen oder -gurgeln besonders gut zur Behandlung oder Vorbeugung von Infektions- und Erkältungskrankheiten.

sätzlich sollen Schadstoffe und Bakterien aus dem Kopfbereich ausgeschwemmt werden.

Andere Gesundheitslehren gehen von anderen Zusammen-hängen des Organismus aus.

Während die westliche Medizin dazu neigt, jedes Organ isoliert zu betrachten und entsprechend zu behandeln – es gibt un-endlich viele Fachärzte, die nur auf ganz bestimmte Bereiche des Organismus spezialisiert sind –, hängt beispielsweise nach chinesischer oder indischer Auffassung alles im Körper zusam-men. Somit wirkt sich auch jede Störung oder jeder Heilvor-gang immer auf den gesamten Organismus aus.

Wenn Sie also in der Mundhöhle entgiften, so wird dadurch ein globaler Entgiftungsprozeß in Gang gesetzt. Der Mund ist eine leicht zugängliche Öffnung. Von hier aus können Sie mit sehr einfachen Mitteln auf die übrigen Organe und Körper-funktionen einwirken. Dies gilt auch für die Darmöffnung.

Zwei Methoden des Ölziehens: Worin besteht der Unterschied?

Abgesehen von den präferierten Ölen (Sesamöl/Sonnenblu-menöl) besteht der Unterschied vor allem in der Auffassung von der Dauer dieser Entgiftungskur.

Im Ayurveda wird deutlich kürzer gespült, nämlich nur zwi-schen 5 und 10 Minuten. Das Spülen mit Öl sollte auf keinen Fall 20 Minuten betragen. Grund dafür ist, daß das Öl schon viel früher mit Schadstoffen gesättigt ist. Wenn Sie es nun über diesen Punkt hinaus noch im Mund bewegen, so wird mit einer Reabsorption gerechnet, wodurch die Schadstoffe über die Mundschleimhaut wieder in den Organismus gelangen.

Gereiftes Sesamöl

Gerade für die Mundspülung wird empfohlen, mit gereiftem Sesamöl zu gurgeln, da es eine größere Affinität zu den Schleimhäuten hat und zudem die Schadstoffe besser bindet. Dazu wird das Sesamöl auf 100 °C erhitzt. Das läßt sich überprüfen, indem Sie ein paar Wassertropfen auf die Öloberfläche geben. Wenn 100 °C erreicht sind, beginnen diese zu knacken und wegzuspringen. Im Anschluß lassen Sie das Öl wieder abkühlen und füllen es in Flaschen. Diesen einfachen Vorgang nennt man »reifen«.

TIP

Im Ayurveda gehört die Mundspülung zur täglichen Hygiene unabdingbar dazu. Sie wird also nicht als Kur betrieben. Um das morgendliche Gurgeln etwas zu erleichtern, können Sie das Öl vorher auch etwas anwärmen. Dadurch verändert es seine Konsistenz, es wird weniger »viskös«.
In seltenen Fällen kann es bei der Verwendung von Sesamöl zu Unverträglichkeiten kommen. Dann können Sie durchaus auf andere Öle zurückgreifen.

Sonnenblumenöl sollte aber aus ayurvedischer Sicht dann vermieden werden, wenn eine Pittastörung vorliegt, da durch das Sonnenblumenöl genau dieses Dosha besonders angeregt wird. Typische Symptome einer solche Störung sind:

- Allergien,
- Übersäuerung,
- Sodbrennen,
- der Hang zu Magen- und Zwölffingerdarm-Geschwüren,
- Hautkrankheiten,

- Leberfunktionsstörungen und
- Bluterkrankungen.

Wenn es auch zwischen der russischen und der ayurvedischen Öl-Ziehkur geringfügige Unterschiede in der Auffassung über Dauer und Wahl des Öles gibt, so scheint hinsichtlich der hohen Effizienz dieser Entgiftungsmethode Einigkeit zu herrschen. Entscheiden Sie selbst, mit welcher Öl-Ziehkur Sie wirkungsvoll und kostengünstig Ihren Körper entgiften wollen.

Heilen mit Kürbiskernöl

Natürlich gibt es viele Öle, die sich in irgendeiner Form positiv auf Ihre Gesundheit auswirken. Sie alle ausführlich zu beschreiben würde mehrere Bände füllen.
Ein besonderes Öl hat in den letzten Jahren auch bei uns eine immer größere Anhängerschaft gefunden. Die Rede ist vom sogenannten »Gold der Steiermark«, dem Kürbiskernöl. Für viele Gourmets ist es seit Jahren unentbehrlich. Kenner wissen den intensiv nussigen Geschmack dieses bräunlichen bis dunkelgrünen Öls sehr zu schätzen. Die Nachfrage nach dem immer noch sehr teuren Öl ist entsprechend stark gestiegen, die österreichischen Ölbauern kommen mit der Produktion kaum noch nach. Es ist zu einem regelrechten »Modeöl« geworden.

Kürbis botanisch

Kürbisse gehören zu den ältesten Pflanzen dieser Welt. Sie stammen ursprünglich aus Südamerika, genauer aus Mexiko. Dort konnte man ihre Spuren dank moderner archäologischer Verfahren bis zum Jahre 10 000 v. Chr. zurückverfolgen.

Es wird vermutet, daß der wildwachsende Gemeine Kürbis damals ein wichtiges Grundnahrungsmittel darstellte. Aufgrund seiner Zusammensetzung und seines hohen Anteils an Proteinen und Fetten war er damals ein geschätzter Energielieferant.

Der Kürbis gehört zur Familie der Beerenfrüchte und gilt als eine der ältesten Nutzpflanzen der Menschheitsgeschichte. Erste Plantagen wurden offensichtlich von den Indianern in allen Teilen Amerikas schon vor 7000 Jahren angelegt.

Er diente als wertvolles Nahrungsmittel, wurde aber auch zur Herstellung von Gebrauchsgegenständen verwendet. Sogar Musikinstrumente aus Kürbisschale wurden gefunden.

Es wurden immer neue und andere Sorten gezüchtet, die sich in Form, Größe, Farbe und Geschmack erheblich voneinander unterscheiden. Eine dieser Züchtungen ist *Curcurbita pepo*, ein Kürbis, der speziell für die Ölgewinnung gezüchtet wurde. Er hat sehr wenig eßbares Fruchtfleisch, dafür aber einen großen Anteil ergiebiger Ölkerne. Aufgrund der großen Anzahl wurde er auch als Fruchtbarkeitssymbol verehrt und verhieß Wohlstand sowie ein sorgenfreies Leben.

Heilkräfte des Kürbisses

Bei uns wurde die Heilkraft des Kürbisses und insbesondere die des daraus gewonnenen Öls erst in letzter Zeit wieder entdeckt, obgleich die moderne Medizin die Heilkräfte des Kürbisses schon lange erfolgreich nutzt. Seine gesundheitsfördernde Wirkung hat eine lange Tradition. Bereits bei den Indianern war er fester Bestandteil der Volksmedizin. Sie verwendete das zerstampfte, mit Quellwasser verrührte

Fruchtfleisch für die Versorgung von Brandwunden oder zur Behandlung verstauchter Gelenke. Kolumbus erwähnte diese Pflanzen das erste Mal in seinen Tagebüchern, nach Europa kamen sie Ende des 15. Jahrhunderts. In Spanien kreuzte man sie mit einheimischen Kürbissorten wie Melonen oder Gurken. Erste Erwähnung als wirksame Heilpflanzen erfuhren sie im Jahre 1543. Und schon 1586 wurde ihre entwässernde Wirkung erstmals von den Wissenschaftlern Matthiolius und Camarius beschrieben. Bereits im 17. Jahrhundert hat man seine positiven Auswirkungen bei Blasen- und Nierenleiden entdeckt.

Im Bereich der Phytopharmaka macht man sich dieses Wissen schon seit Jahrzehnten zunutze. Viele pflanzliche Heilmittel zur Behandlung von Harnwegsinfektionen und gutartigen Prostataleiden werden aus Kürbiskernen gewonnen.

Die Wirkstoffzusammensetzung der Kürbiskerne führt nämlich zu einer Stärkung der Blasenmuskulatur, wodurch die mit diesem Leiden verbundenen Beschwerden beim Wasserlassen erfolgreich behandelt werden können. Kerne und Öl wirken zudem harntreibend, antibakteriell und entkrampfend.

Anbaugebiete und Verarbeitung

Zwar wird der Kürbis als Nutzpflanze heute vorwiegend in Ungarn, Südrußland und dem ehemaligen Jugoslawien angebaut, aber die Steiermark gilt als Produzent eines qualitativ besonders hochwertigen Öls, das inzwischen weit über die Grenzen Österreichs hinaus berühmt ist.

Wie die Kürbisse ausgerechnet nach Österreich kamen, läßt sich bis heute nicht genau nachvollziehen. Vermutungen darüber sind reine Spekulationen. Die ersten Großplantagen tauchen dort jedenfalls im 17. und 18. Jahrhundert auf, allerdings verwendete man die Pflanzen damals eher als Tierfutter, die Ölgewinnung kam erst sehr viel später. Erste Berichte stammen aus dem Jahre 1773.

Die Ölgewinnung war zu Beginn ein überaus mühseliges Geschäft, da die Kürbiskerne damals noch eine völlig andere Schalenstruktur aufwiesen als die heutigen. Diese Schalen waren zäh, ledern, und es bedurfte einer ungeheuren Anstrengung, das wertvolle Naß zu gewinnen.

Das erklärt vielleicht auch, warum es damals nicht zur Zubereitung von Nahrungsmitteln verwendet wurde, sondern einzig zur Herstellung von Arzneimitteln und Salben, die nur über die Apotheken vertrieben werden durften.

Erst gegen Ende des 19. Jahrhunderts erfuhr der Kürbis eine einschneidende genetische Veränderung. Plötzlich hatte er nämlich schalenlose Kerne und bot dadurch die Voraussetzung, zu dem berühmten steirischen Ölkürbis zu werden, der unter der wissenschaftlichen Bezeichnung *Curcurbita pepo styriaca* in die Fachliteratur einging.

Die Samen dieser Kürbisse sind nur von einem dünnen Häutchen umgeben, so daß man den Farbstoff von der innersten Schicht der Samenschale leicht erkennen kann. Diese Kerne haben eine satte olivgrüne Farbe. Andere Kürbissorten haben dagegen Kerne mit sehr dicken, holzigen weißen Schalen.

Der Ölkürbis bietet somit den Vorteil, daß das mühselige Schälen vor der Pressung entfällt, was sich deutlich auf die ohnehin schon teuren Produktionskosten auswirkte. Zudem ist es im Laufe der Jahre gelungen, durch gezielte Züchtungen den Anteil der wertvollen Kerne pro Kürbis zu erhöhen. Ein steirischer Ölkürbis enthält 350 bis 400 Samen. Und es gelang ebenfalls, den Ölgehalt der einzelnen Kerne um 50 Prozent zu steigern.

Gesundheitsfördernde Inhaltsstoffe

Wissenschaftler sind sich einig, daß vor allem das Öl aus unbeschalten Kernen besondere gesundheitsfördernde Eigenschaften besitzt. Es verfügt über einen hohen Anteil an ungesättigten Fettsäuren und wirkt sich deshalb auch positiv auf den Cholesterinspiegel aus. Es hat einen hohen Anteil an Linolensäure (50 %) und Ölsäure (23 %), außerdem weist es zusätzlich viele ernährungsphysiologisch wertvolle Inhaltsstoffe aus. Es weist einen hohen Gehalt an Vitaminen auf, insbesondere Provitamin A (Beta-Carotin), Vitamin B, C und E, die Mineralstoffe Kalzium, Eisen und Magnesium sowie die Spurenelemente Selen und Zink. Das bedeutet, die Kerne und das Öl haben einen hohen Anteil an Antioxidanzien, die dringend zum Schutz der Zellen benötigt werden. Antioxidanzien sind die wichtigsten Fänger von freien Radikalen, die sich täglich im Organismus bilden und zu schweren Gesundheitsschäden führen können.

Die Kerne werden ausschließlich zu Öl, Knabberkernen und Phytopharmaka verarbeitet. Sogar die Kosmetikindustrie ist inzwischen auf den Kürbis gekommen.

Zudem enthalten die Kerne sehr viele gesunde Ballaststoffe, so daß Sie beim Knabbern kein schlechtes Gewissen entwickeln müssen, sondern sogar etwas für Ihre Gesundheit tun.

Kleine Warenkunde

Beim Ölkauf sollten Sie auf das spezielle Gütesiegel des steirischen Öls achten. Auf den Flaschen finden Sie den Vermerk g. g. A., geschützte geographische Angabe. Nur dann können Sie sicher sein, daß Sie ein wirklich hochwertiges und reines Öl erworben haben, das ohne chemische Zusätze schonend kalt gepreßt wurde. Kürbiskernöl hält sich acht bis neun Monate und sollte kühl und dunkel gelagert werden. Es eignet sich nicht zur Vorratswirtschaft, da angebrochene Flaschen relativ empfindlich auf Sauerstoff und Lichteinwirkung reagieren. Kaufen Sie deshalb immer nur kleinere Mengen, und achten Sie unbedingt auf das angegebene Verfallsdatum. Ist das Öl erst einmal gekippt, können Sie es nicht mehr verwenden. Wie fast jedes kaltgepreßte Öl, mit Ausnahme des Olivenöls, eignet sich das Kernöl ausschließlich für die kalte Küche, zur Zubereitung von Salatsoßen oder von Pesto. Es darf nicht erhitzt werden, da es dann zu einer Lipidperoxidation kommt, die nicht nur die wertvollen, gesundheitsfördernden Inhaltsstoffe vernichtet, sondern Gesundheitsschäden hervorrufen kann.

Wie jedes naturbelassene, kaltgepreßte Öl hat auch das berühmte steirische Kernöl seinen Preis. Wenn Sie die Gelegenheit haben, direkt bei einem steirischen Ölbauern zu kaufen, dann sollten Sie zugreifen. Meist kostet dort der Liter um die 25 Mark. Bei uns müssen Sie in den entsprechenden Fachgeschäften – oft bekommt man das Öl nur im Feinkosthandel – bis zu 60 Mark hinlegen.

Hilfe durch Kürbiskerne und Kernöl

Heilpflanzen und Heilkräuter spielen in der Medizin schon seit Jahrtausenden eine herausragende Rolle. Vielen chemischen Arzneimitteln diente die Natur als Vorbild.

Pflanzliche Arzneimittel werden vor allem bei chronischen Erkrankungen bevorzugt, die meist eine regelmäßige Einnahme von Medikamenten erfordern.

In einem medizinischen Fachgebiet hat der Einsatz von pflanzlichen Arzneimitteln schon eine lange Tradition: in der Urologie. Dort griff man schon immer, und das ist bis heute so, auf natürliche Arzneimittel zurück.

Leichte bis mittlere Störungen der Blasenfunktion werden fast ausschließlich mit pflanzlichen Heilmitteln behandelt. Es gibt gar keine chemischen Alternativen. Und gerade bei der Behandlung von Blasenschwäche, Reizblase oder anderen Harnwegsinfekten spielen die Kürbiskerne und das Kernöl eine nützliche Rolle. Das gilt auch für die gutartigen Prostataleiden bei Männern. Fast jeder Mann hat ab seinem 50. Lebensjahr Probleme mit der Prostata, die sich mit zunehmendem Alter verschlimmern, wenn sie nicht rechtzeitig behandelt werden. Oft hilft dann nur noch eine Operation. Frauen leiden ab diesem Alter häufig unter einer ernst zu nehmenden Blasenschwäche, die bereits in jüngeren Jahren mit einer Reizblase beginnt. Behandelt man die Symptome nicht rechtzeitig, kann es zu einer schweren Inkontinenz kommen. Das bedeutet, daß die Muskulatur der Blase so geschwächt ist, daß sie den Harn nicht mehr halten kann. Für die Betroffenen stellt der unkontrollierte Harnverlust eine enorme psychische Belastung dar. Frauen sind davon ohnehin sehr viel stärker betroffen, da es durch die Geburten zu einer Blasenschädigung mit Inkontinenzfolge kommen kann. Auch die Streßinkontinenz als Folge einer zu großen physischen und psychischen Belastung gilt als ein typisches Frauenleiden. Von der sogenannten Altersinkontinenz sind Frauen und Männer gleichermaßen betroffen. Allerdings gibt es wirksame Behandlungsmethoden, um Blasenschwäche und Probleme mit dem Wasserlassen rechtzeitig wieder in den Griff zu bekommen. Denn auch bei Frauen können sich die Symptome so verschlimmern, daß nur noch eine Operation hilft.

Bei beginnenden Blasenproblemen sollten Sie vermehrt zu Kürbiskernen oder zu Kernöl greifen. Oft reicht schon die regelmäßige Verwendung des Öls bei der Essenszubereitung.

Es gibt auch reine Kürbispräparate als Kapseln in der Apotheke. Diese Produkte sind apothekenpflichtig, aber dort ohne Rezept zu bekommen. Sie erleichtern eine genauere Dosierung unter therapeutischen Gesichtspunkten. Zudem haben sie keine Nebenwirkungen. Wechselwirkungen mit anderen Medikamenten sind unbekannt.

Wußten Sie, daß …

… in Ländern und Kulturen, in denen regelmäßig Kürbiskerne gekaut werden, wie in den Balkanländern oder in der Steiermark, Erkrankungen der Harnwege bei Frauen und Männern wesentlich seltener sind und die Männer dort wesentlich seltener Prostatabeschwerden haben?

… diese Erkenntnis dazu genutzt wurde, um für die Herstellung von pflanzlichen Arzneimitteln spezielle Arzneikürbisse zu züchten? Ausgangspunkt war hierfür der steirische Ölkürbis. Der Arzneikürbis unterscheidet sich von dem landwirtschaftlichen Produkt einzig darin, daß es hier gelungen ist, den Wirkstoffgehalt der gesundheitsfördernden Inhaltsstoffe zu erhöhen und zu standardisieren. Das bedeutet, daß man die für die Therapie notwendigen Inhaltsstoffe gleichbleibend garantieren kann.

Medizinische Aspekte

Heilkraft des Olivenöls

Fettstoffwechselstörung, Hyperlipidämie

Der Fettstoffwechsel ist ein kompliziertes und komplexes System, das durch die unterschiedlichsten Regulations- und Steuerungsmechanismen in Gang gehalten wird. Infolge seiner Kompliziertheit ist dieses System aber auch besonders störungsanfällig. Jede Irritation, und sei sie noch so klein, kann dafür sorgen, daß es zu einer Fettstoffwechselstörung mit ernst zu nehmenden Folgen kommt. Meßbar ist eine solche Störung durch ein Zuviel an Fett im Blut, es liegt also eine Hyperlipidämie vor. Hyper bedeutet immer »zuviel«, »lipid« steht für Fett und »ämie« weist auf Blut hin.

Man unterscheidet grundsätzlich zwischen einer primären und einer sekundären Hyperlipidämie. Die sekundäre Form kann auftreten, wenn Sie aufgrund bestimmter Erkrankungen über einen gewissen Zeitraum regelmäßig Medikamente einnehmen müssen. Ist die Krankheit erfolgreich ausgeheilt und wurden die Medikamente wieder abgesetzt, dann reguliert sich der Fettstoffwechsel wieder von selbst. Es kann aber auch genetisch bedingte Gründe für die sekundäre Form geben, dann handelt es sich um eine angeborene Fettstoffwechselstörung. Die primäre Form, die Hypercholesterinämie, ist sehr verbreitet. Bei dieser Erkrankung ist der Gesamtcholesterinspiegel zu hoch. Eine fehlerhafte Ernährung und regelmäßiger Alkoholmißbrauch können die Ursache sein. Aber auch während der Schwangerschaft kann der Cholesterinspiegel ansteigen. Bei der Hypercholesterinämie gibt es auch eine erbliche Form, bei der eine Schädigung der LDL-Rezeptoren von Generation zu Generation weitergegeben wird. Das LDL kann nicht hinreichend von den Zellen aufgenommen werden und zirkuliert weiter im Blut. Es kommt zu einem starken Anstieg der LDL-Konzentration, die nicht selten 300 mg/dl übersteigt.

Eine Hyperlipidämie oder Hypercholesterinämie kann sehr negative Auswirkungen auf Ihre Gesundheit haben, da sie den Boden für unterschiedliche, oft lebensbedrohliche Erkrankungen liefert, so beispielsweise für die Arterienverkalkung und andere Herz-Kreislauferkrankungen bis hin zum Herzinfarkt.

WICHTIG

Eine der wichtigsten Maßnahmen ist eine Ernährungsumstellung zur Senkung des LDL-Cholesterins. Sprechen Sie mit Ihrem Arzt oder einer Ernährungsberaterin darüber. Die mediterrane Ernährung mit Olivenöl als Hauptfettquelle ist dabei möglicherweise eine genußvolle und gesunde Alternative zu Ihren herkömmlichen Ernährungsgewohnheiten.

Arteriosklerose, Arterienverkalkung

Die Arteriosklerose und deren Folgeerscheinungen sind in Deutschland und weiten Teilen Europas noch immer die Todesursache Nummer eins. An ihr und ihren Folgen sterben weitaus mehr Menschen als an Krebs.

Bei dieser Erkrankung sind die Arterien durch Ablagerungen verengt. In erster Linie lagern sich Blutplättchen, Fibrin und Fettstoffe ab. Hinzu kommen Verdickungen der Gefäßinnenwand und die Einlagerung von Bindegewebsfasern. Ist die Arterienwand auf diese Weise geschädigt, können sich auch kalkhaltige Substanzen ablagern. Dadurch entstehen in der Arterie gewissermaßen Hindernisse, es kommt zu krankhaften Verhärtungen der Arterienwand, und der Durchmesser der Gefäße wird zunehmend kleiner. So wird der ungestörte Blutfluß immer mehr erschwert, es wird weniger Sauerstoff in den Arterien transportiert, was zur Folge hat, daß die Organe nicht mehr ausreichend mit dem lebensnotwendigen Sauerstoff versorgt werden können. Es kann sogar zu einem vollständigen Verschluß eines Gefäßes kommen, mit der Konsequenz, daß das umliegende Gewebe abstirbt (Nekrose), weil es nicht mehr hinreichend Blut und Sauerstoff erhält.

Über die Ursachen der Arteriosklerose wird noch geforscht. Es bestehen allerdings begründete Vermutungen, daß es sich um eine Schädigung des Endothels handelt, also um eine wie auch immer entstandene Verletzung der inneren Arterienwand, die der Organismus nicht mehr alleine beheben kann. Die Experten gehen zusätzlich davon aus, daß die Chlamydien, das sind den Bakterien sehr ähnliche Kleinstlebewesen, in der Arterienwand eine Entzündung auslösen und die Arterien dadurch schwer belasten und schädigen.

Meist verspürt der oder die Betroffene viele Jahre überhaupt keine Beschwerden. Die Krankheit entwickelt sich oft gänzlich unbemerkt. Erst wenn sich die betroffenen Gefäßabschnitte mehr und mehr verengen und es dadurch zu massiven Durchblutungsstörungen kommt und wenn die umliegenden Organe in Mitleidenschaft gezogen werden, wird die Erkrankung zum Problem, je nachdem, welche Organe betroffen sind. Beispielsweise kann es infolge einer Arteriosklerose zu Nierenversagen kommen. Allerdings zeigen sich die häufigsten Folgen an den Gliedmaßen, am Gehirn oder am Herzen. Sind beispielsweise die Arterien betroffen, die für die Versorgung des Herzens zuständig sind, dann handelt es sich um eine koronare Herzkrankheit. Betroffen sind die Herzkranzgefäße oder die Koronararterien. Wenn es zu einem vollständigen Verschluß eines Herzkranzgefäßes kommt, so löst das einen Herzinfarkt aus. Ein bevorstehender Herzinfarkt wird oft durch Angina-pectoris-Anfälle angekündigt, die sich durch starke, stechende Schmerzen im Brustbereich bemerkbar machen.

Sind die Arterien des Gehirns betroffen, dann kommt es in der Folge zu einem Schlaganfall, also einem Hirninfarkt.

Für die Entstehung der Arteriosklerose, von der wesentlich mehr Männer als Frauen betroffen sind, sind neben erblichen Faktoren, also genetisch bedingten Störungen des Fettstoffwechsels, zusätzliche Risikofaktoren verantwortlich:

- Fettstoffwechselstörungen
- Rauchen
- Übergewicht
- Bluthochdruck
- Gicht
- Diabetes mellitus Typ 1 und Typ 2 (infolge von Übergewicht)
- Streß und Bewegungsmangel

Diese Risikofaktoren können das Entstehen einer Arteriosklerose extrem beschleunigen. Liegen gleichzeitig mehrere Risikofaktoren vor, so erhöht sich die Gefahr, an Arteriosklerose zu erkranken, drastisch.

Dem Risikofaktor Fettstoffwechselstörungen kommt in diesem Zusammenhang die größte Bedeutung zu. Sie führen häufig zu koronaren Herzerkrankungen. Vor allem dann, wenn der Cholesterinspiegel stark erhöht ist.

In zahlreichen nationalen und internationalen epidemiologischen Studien konnte nachgewiesen werden, daß ein erhöhter Cholesterinspiegel die beste Voraussetzung darstellt, um einen

Herzinfarkt zu erleiden. Hat eine Person einen Cholesterinwert von 260 mg/dl, dann ist sie gegenüber einer Person mit einem Wert von 200 mg/dl doppelt so stark gefährdet.

Dabei handelt es sich um eine hohe Konzentration des LDL-Cholesterins bei einem meist niedrigen HDL-Wert. Daher stellt ein zu niedriger HDL-Wert ebenfalls ein Risiko dar. Wohingegen eine hohe HDL-Konzentration das Infarktrisiko eher senkt.

WICHTIG

Um einer Arteriosklerose und einem möglichen Infarkt vorzubeugen, muß das Ziel der Therapie bei einer Fettstoffwechselstörung darin bestehen, das Gesamtcholesterin auf 200 mg/dl zu senken, dabei darf das LDL 1556 mg/dl nicht überschreiten, das HDL sollte nicht niedriger als 35 mg/dl sein. Unterstützende Maßnahme ist die Umstellung von Ernährung und Lebensweise. Olivenöl als Hauptfettquelle wirkt positiv.

Angina pectoris

Typisch für diese Erkrankung ist ein plötzlich auftretendes Engegefühl in der Brust. Dieses Gefühl der Enge und des Eingeschnürtseins entsteht, weil der Herzmuskel nicht mehr hinreichend durchblutet wird. Häufigste Ursache dafür ist die Verengung eines Koronargefäßes. Dieses Warnsignal sollten Sie ernst nehmen.

Die Verengung macht es unmöglich, daß das Herz, insbesondere bei starker körperlicher oder psychischer Belastung oder nach einem fetten, viel zu schweren Essen mit zuviel Alkohol, ausreichend mit Blut und Sauerstoff versorgt werden kann.

Ein Angina-pectoris-Anfall äußert sich durch starke Beklemmungsgefühle, die schwere Atemnot bis hin zu Erstickungsanfällen auslösen können. Sehr typisch ist auch der gleichzeitig auftretende, stechende Schmerz, der vom Brustbein in den Halsbereich und in den Bereich der linken Schulter, über den linken Arm bis in die Hand ausstrahlt. Die betroffenen Personen leiden während eines solchen Anfalls unter heftigen Panikattacken, verbunden mit ausgeprägter Todesangst.

WICHTIG

Ein wirksames Mittel ist das sofortige Verabreichen von Nitroglycerin, das gefährdete Personen immer bei sich tragen sollten. Es bewirkt, daß sich die Gefäße, die das Herz mit Blut versorgen, sehr schnell wieder erweitern.

Auch hier gilt es, der Entstehung einer Arteriosklerose durch Änderung der Ernährungs- und Lebensweise vorzubeugen.

Herzinfarkt

Beim Herzinfarkt (Myokardinfarkt) kommt es zum Absterben eines Herzmuskelabschnitts. Das Herz versorgt den Organismus rund um die Uhr mit Blut und mit Sauerstoff. Nur so sind sämtliche Organe voll funktionstüchtig. Um dieser Aufgabe gewachsen zu sein, benötigt es natürlich genügend Sauerstoff und andere lebensnotwendige Nährstoffe. Diese werden dem Herzen durch die Herzkranzgefäße zugeführt, die die Herzwand mit Blut versorgen.

Ist eine Koronararterie von einer Arteriosklerose betroffen, so kann sie den Herzmuskel nicht mehr ausreichend versorgen, und dieser Teil des Herzmuskels stirbt langsam ab. Dieses Absterben bezeichnet man als Infarkt. Die Schwere eines Infarkts hängt immer davon ab, welche Größe das von der Arteriosklerose betroffene Gefäß hatte. Denn ein großes Gefäß versorgt auch einen entsprechend großen Teil der Herzwand. Ist es dazu nicht mehr in der Lage, dann ist der Schaden durch einen Infarkt oft nicht mehr zu beheben.

Es gibt Fälle, da geht ein Herzinfarkt völlig unbemerkt vorbei und wird erst viel später durch ein EKG festgestellt.

Die meisten Betroffenen verspüren jedoch einen heftigen Schmerz hinter dem Brustbein, der von einem unangenehmen Druckgefühl begleitet wird. Auch dieser Schmerz strahlt aus, ähnlich wie bei der Angina pectoris, allerdings hier in den Oberbauch und in Bereiche des linken Armes. Ein Herzinfarkt wird von schweren Angstzuständen begleitet, von Schweißausbrüchen und einem arrhythmischen Herzschlag.

WICHTIG
Die wirksamste Prophylaxe besteht darin, die beschriebenen Risikofaktoren zu vermeiden, um rechtzeitig der Entstehung von Arteriosklerose vorzubeugen.

Wußten Sie, daß ...
... in Deutschland jährlich etwa 80 000 Menschen einem Herzinfarkt erliegen, davon sind dreimal so viel Männer wie Frauen betroffen?

... Menschen zwischen dem 40. und 60. Lebensjahr besonders gefährdet sind?

... bei 20 Prozent der Betroffenen der erste Infarkt tödlich endet?

... einige Menschen mehrere Herzinfarkte erleiden? Wenn sie sich aber des Risikos bewußt sind und ihre Lebensgewohnheiten der Gefahr anpassen, können sie durchaus ein normales Leben führen.

... dem Herzinfarkt zwangsläufig immer eine Arteriosklerose

vorausgeht und damit die Risikofaktoren identisch sind (siehe Seite 95?

Olivenöl und seine Wirkung

In großangelegten Studien konnte nachgewiesen werden, daß in den Mittelmeerländern wesentlich weniger Menschen infolge von Herz-Kreislauferkrankungen oder an einem Herzinfarkt starben. Ganz anders als in Amerika oder in den nördlichen europäischen Ländern. Die Wissenschaftler entdeckten, daß Menschen der Mittelmeerregion einen deutlich niedrigeren Serumcholesterinspiegel aufwiesen, was sie auf die anderen Ernährungsgewohnheiten zurückführten.

Sie begannen damit, sich in zahllosen folgenden Studien gezielt mit der Hyperlipidämie, den Ernährungseinflüssen und deren Auswirkungen auf die Entstehung von Arteriosklerose und koronaren Herzerkrankungen zu befassen.

Eine der berühmtesten Studien, die in den 50 Jahren begonnen wurde und bis heute fortgesetzt wird, ist die *Sieben-Länder-Studie*. Sie wurde in den USA, Japan, Finnland, den Niederlanden, Italien, Jugoslawien und Griechenland durchgeführt. Beobachtet wurden Männer in den mittleren Jahren in Hinblick auf ihre Ernährungsgewohnheiten und ein mögliches Infarktrisiko.

Es wurde festgestellt, daß in Ländern, in denen hauptsächlich ungesättigte Fettsäuren mit der Nahrung aufgenommen wurden, der Cholesterinspiegel deutlich über dem der Teilnehmer der Studie lag, die mehrfach ungesättigte Fettsäuren zu sich nahmen. Im ersten Fall lag die Mortalitätsrate infolge von Herz-Kreislauferkrankungen deutlich höher.

Die einfach ungesättigten Fettsäuren gingen dabei zunächst unter. Während der Studie schenkte man den einfach ungesättigten Fettsäuren mehr Beachtung: 15 Jahre lang wurden in den an der Studie beteiligten Ländern 1200 Männer beobachtet und untersucht. Ergebnis: In den Mittelmeerländern, in denen vorzugsweise Olivenöl verwendet wird, war die Todesrate durch Herz-Kreislauferkrankungen deutlich geringer als vergleichsweise in den skandinavischen Ländern. Hier bevorzugte man nämlich eine besonders proteinreiche Ernährung mit viel Fleisch und fetten Milchprodukten.

Dabei spielte die Menge des verwendeten Fettes keine entscheidende Rolle, ausschlaggebend war die Wahl des Fettes.

Es gab einen zusätzlichen Beweis: Innerhalb Europas haben sich die Ernährungsgewohnheiten in den letzten Jahren stark verändert. Die Begeisterung für Fast food und Fertiggerichte erreichte auch die Mittelmeerregion und wirkte sich negativ auf die traditionellen Ernährungsgewohnheiten aus. Diese moderne Ernährungsform ist reich an verdeckten, vorwiegend gesättigten Fetten. Damit stieg auch in Südeuropa der durchschnittliche Cholesterinwert und das Risiko für Arteriosklerose und die daraus resultierenden Folgeerkrankungen.

Mit diesen Ergebnissen gaben sich die Wissenschaftler noch nicht zufrieden. Denn immerhin könnten die unterschiedlichen Lebensumstände und Gewohnheiten einen Einfluß ausüben (Streßfaktoren). Die Studien mußten also standardisiert werden, das heißt, sie untersuchten gezielt einzelne Ernährungsfaktoren und deren Auswirkungen auf den Fettstoffwechsel und den Blutfettspiegel. Dabei unterschieden sie deutlich zwischen den HDL- und den LDL-Werten.

In fast allen Studien spielte das Olivenöl eine herausragende Rolle, denn es wurde hauptsächlich als Beispiel für eine einfach ungesättigte Fettsäure verwendet (Monoensäure).

Das Ergebnis zeigte, daß das Olivenöl in der Lage war, den Gesamtcholesterinspiegel zu senken, genauso wie man es bei der Verwendung von mehrfach ungesättigten Fettsäuren kannte. Mit einem Unterschied: Das Olivenöl senkte deutlich den LDL-Spiegel, ohne das schützende HDL-Cholesterin zu verringern.

FAZIT

Der Gebrauch von Olivenöl wirkt sich positiv auf den Serumlipidspiegel aus. Aber das Olivenöl ist nicht alleine für diese Wirkung verantwortlich. Bei genauer Betrachtung der mediterranen Ernährung werden Sie feststellen, daß sie sich deutlich von den hiesigen Ernährungsgewohnheiten unterscheidet.

Kennzeichen der mediterranen Ernährung:

- Viele pflanzliche Nahrungsmittel sind dort Bestandteil der gesunden Ernährung. Gemüse, Obst, Brot, Teigwaren und andere Getreideprodukte, Hülsenfrüchte und Nüsse spielen eine herausragende Rolle.
- Die Nahrungsmittel sind meistens naturbelassen und werden frisch entsprechend der Saison oder der Region zubereitet.
- Olivenöl ist das am meisten verwendete Fett.
- Joghurt und Käse werden regelmäßig, aber in Maßen gegessen.
- Fisch und Geflügel stehen nicht täglich auf dem Speiseplan.
- Rotes Fleisch wird nur selten verwendet.
- Etwas Wein zu den Mahlzeiten erhöht den Genuß.

Daraus ergibt sich eine vollkommen andere
Nährstoffzusammensetzung:

- Wenig ungesättigte Fettsäuren, wenig Transfettsäuren, geringer Cholesteringehalt, wenig Salz und Zucker.
- Hoher Anteil an ernährungsphysiologisch wertvollen Bestandteilen wie Ballaststoffen und Kohlenhydraten.
- Viele Vitamine und Mineralstoffe.
- Reichlich sekundäre Pflanzenstoffe, zum Beispiel Flavonoide, Carotinoide, Monoterpene, Glucosinolate.
- Reich an Antioxidanzien.
- Geringere Energiedichte, also weniger Kalorien.

Aufgrund dieser Vorteile ist die mediterrane Ernährung eine wirksame Prophylaxe und gleichzeitig Therapie bei bestimmten Erkrankungen, insbesondere bei:

- Störungen des Fettstoffwechsels,
- kardiovaskuläre Erkrankungen,
- Bluthochdruck,
- Diabetes mellitus infolge von Übergewicht,
- Erkrankungen des Magen-Darm-Trakts,
- Gallensteine,
- bestimmte Formen von Krebs.

Diese Ernährungsweise könnte Betroffenen zugutekommen, die auf strenge Diäten meist mit Ablehnung reagieren. Denn sie assoziieren mit Diät unweigerlich Krankheit, Mangel und Verzicht, vor allem auf Genuß! Deshalb könnte diese Form der Ernährung eine wirksame Alternative bedeuten, denn das Mittelmeer und seine Küche symbolisieren für fast jeden, der sie kennengelernt hat, Genuß und Lebensfreude.

Fett und Krebs

Krebs gehört sicher zu den Erkrankungen, die mit der größten Angst besetzt ist. Krebs ist für 20 Prozent aller Todesfälle in Europa verantwortlich. Jeder Organismus produziert täglich an die 130 000 Krebszellen, die aber durch ein gesundes Immunsystem wieder vernichtet werden. Erst wenn die körpereigene Abwehr das nicht mehr schafft, kommt es zu einer krankhaften Veränderung der Zellen, so daß sich ein Krebsgeschwür entwickeln kann.

Krebs bedeutet im allgemeinen eine bösartige Geschwulst, die von veränderten Zelldeckschichten ausgeht. Es gibt sehr unterschiedliche Krebsarten, einige davon kommen nur in den modernen Industrienationen vor.

Fast jeder Siebte stirbt inzwischen an den Folgen eines Krebsleidens. Krebs ist nach den Herz-Kreislauferkrankungen die zweithäufigste Todesursache.

Umweltbelastungen, ungefilterte UV-Strahlen infolge einer immer dünner werdenden Ozonschicht, Risikofaktoren wie Rauchen oder Übergewicht spielen bei der Krebsentstehung eine Rolle und erklären die drastische Zunahme dieser Erkrankung, da wir ständig schädlichen Einflüssen ausgesetzt sind. Es gibt auch Formen von Krebs, die vorwiegend im Alter auftreten. Die Behandlung erweist sich oft als überaus schwierig, da sich ein Krebsgeschwür sehr unkontrolliert und rasant ausbreitet und dabei alles zu vernichten sucht, was sich ihm in den Weg stellt.

Bereits im Jahre 1775 entdeckte der Wissenschaftler Percival Pott einen Zusammenhang zwischen Ursachen und bestimmten Krebsformen: So erkrankten Schornsteinfeger häufig an Hodenkrebs, Personen, die viel mit dem künstlichen Farbstoff Anilin in Berührung kamen, an Blasenkrebs und Raucher an Lungenkrebs.

Wurden die Risikofaktoren eliminiert, entstand auch kein Krebs. Seither wird weiter in diese Richtung geforscht. Denn es ist noch immer nicht genau geklärt, warum gesunde Zellen plötzlich mutieren und zu aggressiven Krebszellen werden.

Und so untersuchten Wissenschaftler jüngst den Zusammenhang zwischen Ernährungsfaktoren und Krebserkrankungen, ebenso wie den Einfluß bestimmter Streßfaktoren. Im Jahre 2008 werden die ersten Ergebnisse der großangelegten European Cancer Study veröffentlicht, die sich ausschließlich mit den Auswirkungen der Ernährung auf bestimmte Krebserkrankungen befaßt. Allerdings weiß man bereits jetzt, daß gerade im Westen Krebsformen infolge von Überernährung auftraten, ein Leiden der »westlichen Zivilisation« aufgrund von Übergewicht, verursacht durch zuviel Nahrungsenergie und einen viel zu hohen Verbrauch an Fleisch und Fett. So treten in modernen Überflußgesellschaften bestimmte Krebsformen häufiger auf, als in Ländern, deren Ernährungsgewohnheiten zwangsläufig anders sind. Klar bewiesen werden konnte die drastische Zunahme von Dickdarmkrebs, Brustkrebs, Gebärmutterschleimhautkrebs, Eierstock- und Prostatakrebs.

Man führt das auf eine viel zu hohe Aufnahme tierischer Fette zurück und auf die Tatsache, daß in diesen Ländern zu viel Fleisch gegessen wird.

Internationale Vergleichsstudien konnten beweisen, daß Todesfälle, verursacht durch Dickdarm-, Prostata-, Brust- und Eierstockkrebs, eindeutig proportional zu dem Pro-Kopf-Verbrauch von tierischen Fetten auftreten. Diese Korrelation zeigt sich besonders deutlich beim Dickdarmkrebs. Das ergaben Vergleichsstudien zwischen süd- und nordeuropäischen Ländern.

Das wird besonders auf den fast ausschließlichen Gebrauch von Olivenöl zurückgeführt.

Zudem schützt ein hoher Verzehr von Obst und Gemüse vor

bestimmten Krebsarten, besonders vor Erkrankungen des Magen-Darmtrakts, vor Bronchialkarzinomen und vor hormonell bedingten Krebsarten.

Hierfür sind auch die sekundären Pflanzenstoffe verantwortlich. Sie kommen in allen pflanzlichen Lebensmitteln vor und bestimmen Geschmack, Geruch oder die Farbe von Obst und Gemüse.

In epidemiologischen Studien konnte bewiesen werden, daß Menschen, die regelmäßig Obst und Gemüse essen, wesentlich weniger anfällig für die Entstehung bestimmter Tumoren sind. Neben Ballaststoffen und Kohlenhydraten spielen die sekundären Pflanzenstoffe eine wesentliche Rolle:

Die sekundären Pflanzenstoffe haben außerdem eine stark antioxidative Wirkung, stabilisieren das Immunsystem und beeinflussen den Serumcholesterinspiegel. Das ist der Beweis dafür, daß sich durch den Genuß von viel Obst und Gemüse das Krebsrisiko erheblich verringern läßt, ebenso wie die Gefahr einer Herz-Kreislauferkrankung.

Antioxidanzien

Antioxidanzien als wichtiger Schutz vor Erkrankungen sind heute in ihrer Wirkung unbestritten. Sie sind vorwiegend in der Nahrung enthalten. Gemeint sind in erster Linie Vitamin E (Alpha-Tocopherol), Beta-Carotin (Provitamin A) und Selen. Diese Substanzen verhindern eine schädigende Lipidperoxidation in den Zellen.

Nehmen Sie genügend Antioxidanzien mit dem Essen auf, so bieten Sie Ihren Zellen einen wirksamen natürlichen Schutz. Erst wenn sich die freien Radikalen ungehemmt in Ihrem Organismus ausbreiten können, kommt es zu folgenschweren

Erkrankungen. Umweltbelastungen, UV-Strahlen, Umweltgifte, Nahrungsgifte, Medikamente und starke psychische und physische Belastungen und Genußgifte lassen freie Radikale entstehen. Haben Sie genügend antioxidativen Zellschutz, so werden die freien Radikalen »gefangen« und zu unschädlichen Stoffwechselprodukten umgebaut und wieder ausgeschieden. Die Antioxidanzien gelten als ein wesentlicher Schutz vor Herz-Kreislauferkrankungen und bestimmten Krebsarten.

Olivenöl und seine Wirkung

Die gesundheitsfördernden Eigenschaften des Olivenöls lassen sich folgendermaßen zusammenfassen:

1. Das Olivenöl hat einen hohen Anteil an Ölsäure, einer einfach ungesättigten Fettsäure (55–83%), an gesättigten Fettsäuren (8–14%) und an mehrfach ungesättigten Fettsäuren (4–20%). Zudem ist es reich an Antioxidanzien, insbesondere an Vitamin E und an Polyphenolen.
2. Gesundheitsfördernd ist das »Gold des Südens« aufgrund seines hohen Anteils an einfach ungesättigten Fettsäuren und an Antioxidanzien.
3. Der hohe Gehalt an einfach ungesättigten Fettsäuren wirkt sich positiv auf den Cholesterinspiegel aus, senkt aber nur das LDL-Cholesterin, ohne die Schutzfunktion des HDL-Cholesterins zu beeinflussen. Durch seinen Anteil an Antioxidanzien verhindert Olivenöl zusätzlich die Lipidperoxidation in den Zellen und damit die Zellschädigung.
4. Aufgrund seiner Zusammensetzung versorgt Olivenöl den Körper ausreichend mit mehrfach ungesättigten Fettsäuren.
5. In Verbindung mit der mediterranen Ernährung ist die Hauptfettquelle Olivenöl als wirksame Vorbeugungsmaßnahme und Therapie bei bestimmten Erkrankungen erwiesen.

Entspannen und Entgiften mit Öl

Ayurveda und Ölziehen

Im Ayurveda spielt das Panchakarma, also das Entgiften und Reinigen durch Öl, eine zentrale Rolle. Um diese Reinigung drehen sich alle anderen ayurvedischen Heilungstherapien. Die Reinigung gilt als »unabhängige Hauptdisziplin«, die zur Förderung der Gesundheit angewendet werden soll. Das Hauptaugenmerk im Ayurveda liegt auf dem Gleichgewicht der drei Doshas Vata, Pitta und Kapha (siehe Seite 77). Sie bestimmen Ihren bioenergetischen Haushalt und beinhalten die energetischen Prinzipien der fünf Elemente, die in diesen Doshas enthalten sind. Die Elemente sind:

- Äther
- Luft
- Feuer
- Wasser
- Erde

Dabei sind dem Vata die Elemente Äther und Luft zugeordnet, Pitta enthält Feuer und Wasser, Kapha verkörpert Wasser und Erde.

Den bioenergetischen Prinzipien werden bestimmte Funktionen zugeschrieben:

- Die Bioenergie Vata ist verantwortlich für die Kontrolle der Zellteilung, für die Bildung der Zellschichten, Differenzierung der Organe, Bewegung von Herz, Lunge, Magen, Darm, sie leitet die Impulse der Sinnesorgane weiter zum Gehirn und zum Rückenmark, sorgt für eine reibungslose Funktion der ausführenden Organe und ist verantwortlich für eine gesunde Ausscheidung der Abfallprodukte. Alle körperlichen und geistigen Tätigkeiten werden von Vata gesteuert.

- Die Bioenergie Pitta ist für die Bildung von Körpergewebe zuständig und sorgt für eine richtige Verstoffwechselung von körpereigenen Stoffen und solchen, die Sie über die Nahrung und aus der Umwelt aufnehmen. Sie steuert den gesamten Stoffwechsel, ist für die Bildung der Verdauungssekrete im Magen-Darmtrakt zuständig und kontrolliert den Wärmehaushalt.

  Zudem steuert sie das Hunger- und Durstgefühl, ist verantwortlich für die Hautfarbe, die Geschmeidigkeit, Glanz und das Sehvermögen. Mental symbolisiert Pitta Mut, Intellekt, Klarheit, Tapferkeit und Frohsinn.

- Die Bioenergie Kapha sorgt für reibungslose Beweglichkeit von Gliedmaßen und Gelenken, bewirkt den Zusammenhalt bestimmter Körperstrukturen, beeinflußt Masse und Gewicht, bestimmt Potenz und Fruchtbarkeit und Ihre Resistenz gegenüber Krankheiten und Alterungsprozeß. Psychisch symbolisiert sie Geduld, Stärke und Bescheidenheit.

Die ayurvedische Medizin versteht Krankheit als eine Störung der Balance zwischen den drei Doshas. Gesund ist, wem es gelingt, dieses Gleichgewicht möglichst zu bewahren, auch wenn die drei Doshas ständigen Veränderungen unterworfen sind. Die Doshas sind dann ausgewogen, wenn sie sich untereinander so verhalten, wie es von Geburt an festgelegt ist. Jedes Ungleichgewicht bedeutet eine Störung und kann die unterschiedlichsten Erkrankungen auslösen.

Die ayurvedische Medizin hat die Aufgabe, das Ungleichgewicht zu erkennen, die Ursachen der Störung festzustellen und durch entsprechende therapeutische Maßnahmen das natürliche Gleichgewicht wiederherzustellen.

Ayurveda ist ein ganzheitliches Lebensprinzip auf der philosophischen Grundlage, daß der Makrokosmos, also das Universum, und die darin existierenden Lebewesen absolut identisch sind. Das Kleine spiegelt sich im Großen, und das Große manifestiert sich im Kleinen. Somit gibt es keine isolierten Prozesse oder Abläufe, in diesem System bedingt sich alles gegenseitig. So reagieren die Menschen auf jede kosmische oder atmosphärische Störung. Umgekehrt hat menschliches Handeln großen Einfluß auf das gesamte Universum.

> Die ayurvedische Medizin ist also ein holistisches Konzept, das nicht nur zum Ziel hat, Krankheiten zu heilen, sondern vielmehr Leben allgemein zu verlängern: ein gesundes, langes Leben auf körperlicher, geistiger und seelischer Ebene.

Diese Auffassung erklärt sicher auch, warum mit der ayurvedischen Medizin alle Indikationsgebiete behandelt werden können.

In Deutschland gibt es inzwischen zahlreiche Einrichtungen und Krankenhäuser, die sich das Wissen und die jahrtausendealte Erfahrung dieser Philosophie angeeignet haben. In manchen dieser Einrichtungen wird streng und ausschließlich nach ayurvedischen Prinzipien behandelt, in anderen Krankenhäusern und Praxen kommt es aber zu einem synergetischen Miteinander von westlicher und indischer Medizin. Dieses Zusammenspiel hat sich als überaus effizient erwiesen, da hier die Vorteile modernster Diagnostik mit den sanften Therapieformen des Ayurveda verknüpft werden. Gerade im Bereich von Allergien, Krebserkrankungen und der Behandlung moderner Zivilisationserkrankungen haben die Ärzte mit dieser »Kombination« aus westlicher Schulmedizin und traditioneller Medizin ungeheure Erfolge erzielt.

Da im Ayurveda jeder Mensch als absoluter Einzelfall behandelt wird, ist es schwierig, Angaben über die Therapie und ihre Wirkungsweise zu machen.

Denn jeder einzelne Mensch hat von Geburt an eine unterschiedliche Ausprägung der Doshas und bedarf zur Wiederherstellung des Gleichgewichts einer speziell auf seine Bedürfnisse zugeschnittenen Therapie, die wiederum auf einem speziellen Diagnoseverfahren beruht. Deshalb werden die wesentlichen Indikationsgebiete nur kurz umrissen, um eine grobe Vorstellung zu geben, welche Krankheiten mit der ayurvedischen Medizin sanft behandelt werden können.

Haben Sie erst einmal Ihre richtige Therapie gefunden, und dazu müssen Sie entsprechende Facheinrichtungen aufsuchen, dann läßt sich dieses Lebensprinzip auch gut in den Alltag integrieren.

Allergien

In den vergangenen Jahren haben Allergien stark zugenommen. Schätzungsweise 25 Millionen Allergiker leben inzwischen allein in Deutschland. Die Behandlung der Allergien ist oft schwierig, langwierig und teuer. Die verursachten Kosten werden derzeit auf etwa 100 Milliarden Mark geschätzt.

Fachleute gehen davon aus, daß das vermehrte Auftreten von Allergien mit einer immer stärkeren Umweltbelastung zusammenhängt.

Allergie bedeutet »Andersempfindlichkeit« und besagt, daß der oder die Betroffene auf bestimmte Stoffe (Antigene) anders, also allergisch reagiert. Bei einem gesunden Immunsystem ortet der Körper feindliche Substanzen und wehrt sie durch die Bildung von Antikörpern ab. Ein alltäglicher Prozeß, den Sie für eine gesunde Infektionsabwehr benötigen. Es gibt aber Formen der Überempfindlichkeit, bei denen Betroffene heftig auf Fremdsubstanzen reagieren, ohne sie neutralisieren zu können. Dann liegt eine Allergie vor. Die allergische Reaktion verläuft unterschiedlich heftig. Man weiß bis heute noch nicht, warum manche Menschen auf Fremdsubstanzen allergisch reagieren und andere nicht. Genetische Faktoren und eine Störung des Immunsystems werden als Ursache vermutet.

Die verbreitetsten Allergien sind:

- Heuschnupfen
- Asthma
- Kontaktekzem
- Neurodermitis
- Nahrungsmittelallergie

Verdauungsprobleme

Verdauungsprobleme sind weitverbreitete Zivilisationserkrankungen. Falsche Ernährung, mangelnde Bewegung, unregelmäßige Lebensführung sind mögliche Auslöser. Die Ursachen müssen in jedem Fall mit dem Arzt abgeklärt werden, da einer Verdauungsstörung auch eine ernsthafte Erkrankung zugrunde liegen kann. Ebenso können die erforderlichen Verdauungsenzyme fehlen. Die Entfernung der Gallenblase durch Operation führt ebenfalls zu Verdauungsstörungen.

Fast jeder Zehnte ist von diesem Leiden betroffen, überwiegend Frauen. Verdauungsprobleme können sich in hartnäckigen Verstopfungen äußern, die chronisch werden können, wenn Sie nichts dagegen unternehmen, oder in unangenehmen Durchfällen.

Beide Störungen müssen behoben werden, da sie weitere gesundheitliche Probleme nach sich ziehen und zusätzlich die Lebensqualität erheblich beeinträchtigen.

Rheuma

Auch bei diesem Krankheitsbild werden mit Ayurveda bemerkenswerte Erfolge erzielt. Diese schmerzhaften Erkrankungen des gesamten Bewegungsapparats sind überaus schwierig zu behandeln. Nicht zuletzt deshalb, weil Rheuma nur ein Sammelbegriff für sehr viele unterschiedliche Erkrankungen ist: chronische, meist überaus schmerzhafte Beschwerden an Muskeln, Gelenken, Sehnen, Bändern und Schleimbeuteln. Die Beschwerden werden von entzündlichen Prozessen ausgelöst, deren Ursache noch nicht gänzlich geklärt ist.

Zur Familie der rheumatischen Erkrankungen gehören auch die chronische Polyarthritis, Gicht, eine Form der Arthritis, die im Zusammenhang mit Schuppenflechte auftritt, und bestimmte Formen von Autoimmunerkrankungen wie Sklerodermie oder Lupus erythematodes.

Die Liste der Indikationsgebiete ließe sich noch unendlich fortsetzen. Auch in der Krebstherapie wurden mit der ayurvedischen Behandlungsmethode aufsehenerregende Erfolge erzielt.

Ebenso eignet sich diese Therapieform sowohl als Prophylaxe und Therapie bei:

- Erkältungskrankheiten
- Tinnitus (Hörsturz)
- Rückenschmerzen
- Frauenleiden (schmerzhafte Regelblutungen, Beschwerden während der Menopause)
- allen Formen der Befindlichkeitsstörungen
- Schlafstörungen
- Depressionen

Es zahlt sich aus, wenn Sie sich etwas intensiver mit dieser sehr anderen Form der Gesundheits- und Krankheitsauffassung befassen. Der Naturmedizin und den alternativen Heilverfahren wird künftig eine immer größere Bedeutung zukommen. Gerade in Deutschland ist man derzeit gegenüber anderen Behandlungsmethoden überaus aufgeschlossen. Dieser Trend hat aber auch eine Schattenseite: Es gibt sehr viele unseriöse Anbieter auf dem Markt, die über keine ausreichende Ausbildung verfügen und ihre teuer angepriesenen Zertifikate auf irgendwelchen Wochenendseminaren erworben haben. Scheuen Sie sich deshalb nicht, den Werdegang des Behandlers genau zu hinterfragen. Fundierte medizinische und diagnostische Kenntnisse müssen die Grundvoraussetzung für eine optimale Behandlung sein. Es kann nicht darum gehen, eine Heilauffassung durch eine andere zu ersetzen, sondern vielmehr um ein synergetisches Miteinander.

Heilkraft des Kürbiskernöls

Wie bereits beschrieben, hat die Behandlung mit Kürbiskernen oder mit Kernöl eine lange Tradition in der Geschichte der Urologie. Viele lästige Beschwerden lassen sich mit diesen natürlichen Mitteln sanft und nebenwirkungsfrei behandeln. Gerade im Bereich des Urogenitaltraktes ist es wichtig, bereits im Anfangsstadium etwas zu unternehmen, bevor sich die Beschwerden zu chronischen Krankheitsbildern ausweiten, die nicht selten auf dem Operationstisch enden.

Blasenschwäche

Bis vor kurzer Zeit waren die Blase und alle damit verbundenen Störungen eher ein Tabuthema. Dabei leiden Millionen von Menschen an einer mehr oder weniger schlimmen Form der Blasenschwäche.

Plötzlicher, nicht mehr kontrollierbarer Harndrang macht vielen Menschen das Leben zur Hölle. Sie trauen sich nicht mehr auf die Straße, vermeiden Gesellschaften und offizielle Anlässe. Denn was ist peinlicher, als plötzlich inmitten einer Vorstellung im Theater oder Kino, die Toilette aufsuchen zu müssen? Für die Entstehung einer Blasenschwäche gibt es verschiedene Ursachen, teilweise ist sie auch altersbedingt, denn ab der zweiten Lebenshälfte kommt es häufig zu einem Abschlaffen der Blasenmuskulatur, der Schließmuskel funktioniert nicht mehr richtig. Blasenschwäche kann durch folgende Faktoren ausgelöst werden:

Reizblase

Ein typisches Frauenleiden, das auf Störungen des Hormonhaushalts oder des vegetativen Nervensystems zurückgeführt wird. Auch ein besonders leidenschaftliches Liebesleben kann zu einer Reizblase führen. Sie äußert sich durch einen auffällig häufigen Harndrang und durch brennende Schmerzen beim Wasserlassen. Der Urin wird nur in geringen Mengen ausgeschieden. Die betroffenen Frauen können oft schwer sitzen und klagen über ein unangenehmes Ziehen im Unterleib. Nachts verschwinden die Beschwerden jedoch, ein wichtiges Indiz dafür, daß keine infektiöse Blasenentzündung vorliegt. Wenn die Symptome über einen längeren Zeitraum bestehen, muß ein Arzt abklären, ob eine bakterielle Infektion oder andere organische Ursachen vorliegen. Meist kann der Arzt jedoch diagnostisch nichts feststellen, und so vermutet er als zusätzliche Ursache psychische Faktoren.

Häufig klagen Frauen in den Wechseljahren über die typischen Symptome einer Reizblase, in dieser Zeit kommt es zu einer großen hormonellen Umstellung im Körper. Die Gabe von entsprechenden Hormonpräparaten läßt das Problem meist schnell verschwinden.

Blasenentzündung

Im Volksmund ist sie auch als Blasenkatarrh bekannt. Dieser bakterielle Befall ist die häufigste Erkrankung der Harnblase. Eine Entzündung durch Viren oder Trichomonaden ist ebenfalls möglich. Da Frauen eine wesentlich kürzere Harnröhre als Männer haben, gelangen die Bakterien von der weiblichen Geschlechtsregion wesentlich einfacher und schneller in die Harnblase. Das erklärt, warum vorwiegend Frauen von dieser Erkrankung betroffen sind. Die Blasenentzündung kann aber auch durch die ableitenden Harnwege in die Blase gelangen, nämlich dann, wenn bereits eine Nierenbeckenentzündung vorliegt.

Bei Männern sind die häufigsten Ursachen für eine derartige Infektion eine Verengung der Harnröhre oder eine Vergrößerung der Prostata. Die Symptome sind ähnlich wie bei der Reizblase, verbunden mit starken und brennenden Schmerzen beim Wasserlassen. Die Betroffenen haben ständig das Gefühl »zu müssen«, aber der Harn entleert sich nur tropfenweise. In besonders schlimmen Fällen geht dabei auch Blut ab.

Die bakterielle Infektion läßt sich durch eine Laboruntersuchung des Urins leicht feststellen und wird meist mit Antibiotika behandelt, wodurch die unangenehmen Symptome relativ schnell wieder verschwinden.

Benigne Prostatahyperplasie, Prostatavergrößerung

Blasenschwäche und Blasenfunktionsstörungen werden bei Männern sehr häufig durch eine gutartige Schwellung der Prostata hervorgerufen, eine Einengung der Harnröhre ist die Folge. Betroffen sind vorwiegend Männer ab dem 40. Lebensjahr. Denn der männliche Organismus ist ebenfalls hormonellen Veränderungen unterworfen. Ab diesem Zeitpunkt vergrößert sich die Vorsteherdrüse (Prostata) durch eine Zunahme der Gewebszellen. Die Prostata ist ein muskulös-drüsiges

Organ, das den Anfang der Harnröhre umschließt. Obgleich durch die gutartigen Wucherungen des Gewebes die Harnröhre eingedrückt wird, fühlen sich nur etwa 15 bis 20 Prozent der Männer beim Wasserlassen beeinträchtigt. Meist verstärken sich die Symptome nach dem 60. Lebensjahr. Durch die zunehmende Einengung der Harnröhre haben die Männer erhebliche Schwierigkeiten bei der Harnentleerung.

Anfänglich verspürt der Betroffene einen ständigen Harndrang, der oft mit dem Austreten einzelner Harntropfen einhergeht. Dennoch bereitet das Wasserlassen Schwierigkeiten. Der Beginn verzögert sich, und der Harnstrahl wird immer schwächer. Ein unangenehmes Brennen kann auftreten. Die Harnentleerung wird immer schwieriger. Durch die Anstrengung, den Urin ausscheiden zu können, verdickt sich die muskulöse Blasenwand und der Harn kann nicht mehr vollständig ausgeschieden werden. Es kommt zur sogenannten Restharnbildung, die bis zu 100 ml betragen kann. Im Laufe der Zeit staut sich der Restharn und gelangt über die Harnleiter wieder in die Nieren. Dadurch können schwere Organfunktionsstörungen auftreten bis hin zu einem Nierenversagen mit lebensbedrohlichen Konsequenzen. Durch den Rückstau gelangen giftige Substanzen ins Blut und können eine Urämie auslösen, das bedeutet eine Vergiftung des Körpers mit Harnstoffen.

In diesem Fall muß operiert werden. Die Operationsmethoden sind inzwischen so ausgereift, daß sie teilweise schon ambulant erfolgen. Die Lasertechnik wird in diesem Zusammenhang als wesentlicher Fortschritt diskutiert.

Psychische Faktoren spielen bei dem Verlauf der Erkrankung eine nicht zu vernachlässigende Rolle. Vielen Männern ist es gegenüber ihren Partnerinnen peinlich, über ihr Leiden zu sprechen, sie versuchen das Problem zu verheimlichen und setzen sich dadurch einem enormen Druck aus. Das erklärt auch, warum die auftretenden Symptome stark von der jeweiligen Tagesform des Betroffenen abhängen.

Inkontinenz

Alle die vorher beschriebenen Krankheitsbilder können zu einer Inkontinenz führen, das bedeutet, daß der oder die Betroffene vollständig die Kontrolle über die Blase verliert.
Die Harnentleerung ist nicht mehr zu steuern. Die Blase entleert sich plötzlich, und dieser Drang kann nicht verhindert werden.
Inkontinenz muß nicht nur ältere Menschen betreffen. Oft kann sie nicht behandelt werden, weil sich die Menschen scheuen, mit ihrem Arzt oder einer anderen Vertrauensperson über ihr Leiden zu sprechen. Die betroffenen Personen ziehen sich immer mehr zurück, vermeiden Kontakt mit anderen, gehen nicht mehr gern aus dem Haus aus purer Angst, irgend jemand könnte das Problem im wahrsten Sinne des Wortes »riechen«. Soziale Isolation, Partnerschaftsprobleme und schwere Depressionen sind häufige Folgeerscheinungen.
Manchmal sind organische Ursachen die Auslöser von Harninkontinenz. Manchen Menschen fehlt auch ein bestimmtes Hormon, das ADH – antidiuretisches Hormon –, das für die Urinkonzentration verantwortlich ist. In jedem Fall muß der jeweilige Befund durch einen Arzt abgeklärt werden.
Man unterscheidet drei Inkontinenzformen:

1. Die Streßinkontinenz

Hier verlieren die betroffenen Personen beim Lachen, Husten oder Niesen unkontrolliert Urin. Bei Frauen ist dafür eine geschwächte Beckenbodenmuskulatur verantwortlich, häufig die Folgeerscheinung von Geburten. Bei Männern kann eine Prostataoperation der Auslöser sein.

2. Die Dranginkontinenz

Der Harndrang ist dabei so überwältigend, daß der Betroffene keine Chance hat, eine Toilette zu erreichen. Akute oder verschleppte Harnwegserkrankungen können dafür verantwortlich sein.

Bei älteren Menschen sind oft Alzheimer, Demenz oder ein Schlaganfall mögliche Auslöser.

3. Überlaufinkontinenz

Bei dieser Form der Erkrankung liegt ein nachweisbares Nervenleiden zugrunde.

Unter welcher Form der Inkontinenz der eine oder andere leidet, kann nur der behandelnde Arzt feststellen. Bei nicht organisch oder altersbedingten Formen wirkt eine rechtzeitige Prophylaxe wahre Wunder. Kürbiskerne und Kernöl, regelmäßig genossen, haben sich als wirkungsvolle Vorbeugung erwiesen und können in leichten und mittleren Fällen aller beschriebenen Krankheitsbilder die Verschlimmerung der Symptome verhindern. Dabei werden die Symptome nicht nur verdeckt, sondern können mit einfachen Mitteln ausgeheilt werden.

Wirkmechanismen

- Kürbiskerne und Kernöl sorgen für eine kräftige Blasenmuskulatur.
- Beides wirkt harntreibend, krampflösend und antibakteriell.
- Die normale Blasenfunktion wird erhalten und positiv unterstützt.
- Sie beugen wirksam Funktionsstörungen der Harnwege vor.
- Regelmäßiger Verzehr wirkt einer Prostatavergrößerung nachhaltig entgegen.

- Bei Prostatavergrößerungen im Anfangsstadium haben Kürbiskerne und Kernöl nachweislich einen heilenden Effekt.

So werden sie verwendet:
- Oft genügt es schon, beim Auftauchen von Blasenproblemen den Verbrauch von Kürbiskernöl bei der täglichen Essenszubereitung zu steigern.
- Die tägliche Verwendung von 1–2 Eßlöffeln Kürbiskernen wirkt wahre Wunder. Dabei sind Ihrer Phantasie keine Grenzen gesetzt, erlaubt ist, was schmeckt. Pur, als Beilage im Frühstücksmüsli oder geröstet im Salat! Entscheidend ist die Regelmäßigkeit.
- Bestimmte Blasenleiden können sich gar nicht erst entwickeln, wenn Kürbiskerne und Kernöl ein fester Bestandteil des Alltags sind.
- Die gesundheitsfördernden und heilenden Wirkstoffe des Kürbisses gibt es auch in Form von Kapseln oder Granulat in der Apotheke. Diese Präparate sind frei verkäuflich und können vorbeugend gegen eventuelle Blasenleiden eingesetzt werden. Nehmen Sie täglich bis zu 3 Kapseln oder 1–2 Teelöffel Granulat ein.
- Im Falle einer bereits vorhandenen Erkrankung können Sie mit einer Kur sanfte Heilerfolge erzielen. Das erfordert aber die regelmäßige Einnahme von Kapseln oder Granulat: dreimal täglich über mehrere Wochen oder noch besser über Monate.

TIP

Aufgrund des hohen Anteils an Vitaminen, Mineralstoffen und Antioxidanzien können Sie Kürbiskerne und Kernöl auch dann verwenden, wenn Sie grundsätzlich etwas Positives für Ihre Gesundheit tun wollen.

EXTRATIP

Sollte sich ein Bandwurm als ungebetener Gast eingeschlichen haben, so erweist sich der Verzehr von Kürbiskernen und Kernöl als schonender und natürlicher »Rausschmeißer«. Im Vorderen Orient vertreibt man die ungeliebten Parasiten seit Jahrhunderten erfolgreich auf diese Weise.

Ein Denkanstoß

Das Angebot an Ölen und die damit assoziierten Heilverspre-
chungen sind so groß, daß Sie leicht den Überblick verlieren
können. Nicht alles ist wissenschaftlich überprüfbar.

Jahrtausende alte Traditionen haben sich auf die Heilkräfte
von Pflanzen verlassen und haben davon ungemein profitiert.
Mancher Wirkmechanismus kann inzwischen durch Studien
epidemiologisch und pharmakologisch exakt bewiesen werden. Alleine das genügt nicht.

Um die Krankheitslawine aufzuhalten, müssen alle umdenken,
liebgewordene Gewohnheiten verändern, sich auf Neues ein-
lassen. Andere Kulturen und deren Auffassungen von Medizin
und Gesundheit könnten dabei Vorbilder sein.

Richten Sie Ihr Augenmerk in erster Linie auf die Erhaltung
Ihrer Gesundheit, auf das Vermeiden von Krankheiten und
nicht auf eine Reparaturmaschinerie, die erst dann zum Tragen
kommt, wenn die Schäden schon vorhanden sind. Das erfordert mündige Menschen, die Gesundheit als einen Wert be-
greifen, den sie eigenverantwortlich mitbestimmen können.
Das erfordert aber auch mündige Ärzte, die eigenverantwortlich handelnde Menschen nicht als Bedrohung ihres Status
empfinden.

Das bedeutet keine Abwendung von der westlichen Schulmedizin, denn diese hat Ungeheures geleistet. Wenn wir allerdings nicht umdenken, wird die aktuelle High-Tech-Medizin
künftig nicht mehr finanzierbar sein. Ein Umdenken ist deshalb nöig, da zahlreiche Erkrankungen durch eine andere
Lebensführung mit Sicherheit vermeidbar wären.

Gesundheit bedeutet nicht Verzicht, sondern vielmehr Gewinn,
vor allem an Lebensqualität.

Anhang

Büchertips

Bäßler, Fekl, Lang: Grundbegriffe der Ernährungslehre, Springer Verlag, Berlin, Heidelberg, New York 1973

Dr. med. Jürgen Bauer: Lexikon für Patienten, Ullstein Verlag, Berlin 1998

Dr. med. U. Bauhofer: Aufbruch zur Stille, Maharishi Ayur-Veda, eine leise Medizin für eine laute Zeit, Gustav Lübbe Verlag, Bergisch Gladbach, 1997

Nikki Bradford: Handbuch der Naturmedizin, Ullstein Verlag, Berlin 1997

Veronica Carstens: Sonnenblumenöl, Anwendungen in der Volksmedizin, Natur und Medizin, Patienten-Ratgeber, Bonn 1996

Rotraud Degner: Olivenöl. Eine Guide für Feinschmecker, Heyne Verlag, München 1995

Iris Hammelmann: Natürlich entgiften mit der Öl-Zieh-Kur, Falken Verlag, Niedernhausen 1998

Margot Hellmiß: Heilmittel aus der Natur, Öl aus Sesam, Olive & Co, Südwestverlag, München 1998

Margot Hellmiß: Natürlich behandeln mit Kürbiskernöl, Südwestverlag, München 1998

International Consensus Statement: Olive Oil and the Mediterranean Diet: Implications für Health in Europe, 1997

Natur Medizin Heute, Gräfe und Unzer Verlag, München 1994

Maria E. Lange Ernst: Gesund und natürlich essen – geht das noch? Goldmann Verlag, München 1995

Maria E. Lange Ernst: Essen mit Lust und Gesundheit, Das neue Ernährungskonzept, Peter Erd Verlag, München 1994

Nutrition and Disease Update, Isis Medical Media, Design Online Limited, Oxford UK, 1997

Jean Pütz, Ellen Norten, Kordula Werner: Essig & Öl, vgs Verlagsgesellschaft, 1998

Dr. med. Ernst Schrott: Ayurveda für jeden Tag, Mosaik Verlag, München 1994

Studien und Forschungsergebnisse des Instituts für Arterioskleroseforschung der Universität Münster

Katharina Wolfram: Die Ölzieh-Kur, Heilung durch Entgiftung, Goldmann Verlag, München 1997

Register